AF823891

ING. FRANZ TEIZER

WÄRMEKAMMER
SYSTEM STAHLGRUNDOFEN

für eine Gesundheitsverbesserung mit einer Sechsfachwirkungsfolge durch Infrarotstrahlen B und C mit einer Körperentgiftung über die Hautoberfläche

EINE KOSTENGÜNSTIGE GESUNDHEITLICHE SELBSTTHERAPIE

© 2019 Franz Teizer

Druck und Vertrieb im Auftrag der Autorin/des Autors: Buchschmiede von Dataform Media GmbH, Wien

www.buchschmiede.com

ISBN: 978-3-99093-480-7

Printed in Austria

Das Werk, einschließlich seiner Teile, ist urheberrechtlich geschützt. Jede Verwertung ist ohne Zustimmung des Verlages und des Autors unzulässig. Dies gilt insbesondere für die elektronische oder sonstige Vervielfältigung, Übersetzung, Verbreitung und öffentliche Zugänglichmachung.

Inhaltsverzeichnis

Vorwort

Mein neu entwickeltes gesundheitswirkendes Wärmeanwendungssystem, ist eine Weiterentwicklung der europäischen Kachelofentechnologie und beinhaltet eine Wärmeanwendung in einer begehbaren WÄRMEKAMMER, System: STAHLGRUNDOFEN mit hocheinwirkenden Infrarotstrahlen im Gesamtbereich: **B** und **C**,
gleichzeitig und gleichortig auf die gesamte menschliche Hautoberfläche in PUR - NATUR und UR - NATUR, mit einer gesundheitseinwirkenden

- Sechsfachwirkungsfolge.

Im Gegensatz hierzu wirkt ein europäischer Kachelofen **NUR** mit einer gesundheitlichen Zweifachwirkungsfolge.

Eine neuartige Sechsfachwirkungsfolge beinhaltet eine zusätzliche hochwirkende
ENTGIFTUNGSMÖGLICHKEIT
über eine „3." Rangordnungsstufe, nämlich über die menschliche Hautoberfläche, neben der Leber und der Niere mit einer spürbaren gesteigerten Gesundheitseinwirkung.

Diese besondere Körperentgiftung von zwischengelagerten Schad - und Giftstoffen, die im menschlichem Körper unter der Hautoberfläche zwischengelagert sind, können nunmehr durch ein jederzeitliches

- KÖRPERSCHWITZEN mit einer besseren Anwendungsnutzung von Infrarotstrahlen: **B** und **C**, einfacher entsorgt und ausgeschieden werden durch selbststeuerbaren und selbstbestimmenden Maßnahmen in einer Verbindung mit einem hohen wirtschaftlichen, gesundheitlichen

  KOSTEN – NUTZEN – FAKTOR .

Dieses neue anwendungstaugliche System nach Ing. Franz TEIZER, umfasst den

letzten Stand der Wissenschaft,

in der Anwendung einer einwirkenden wärmetechnologischen Gesundheitsanwendung, und sollte erkannt und beachtet werden !

Die Nutzungsanwendung der WÄRMEKAMMER, System: STAHLGRUNDOFEN ist vorsorglich im Vorfeld der Entwurfsplanung der Ausführungsanwendung zweigeteilt geplant worden, sowie ausgeführt worden, mit einer hochwertigen gesundheitlichen Anwendungsfolge, sowohl im physikalischen, als auch im medizinischen Bereichsumfang, durch einen

- größeren **Nutzungsbereichsumfang** in der WÄRMEKAMMER, System: STAHLGRUNDOFEN mit Infrarotstrahlen: **B** und **C**, als auch in einem
- kleineren **Nutzungsbereichsumfang** NUR von Infrarotstrahlen: **C**.

Diese beiden Nutzungsbereiche bewirken gesundheitstechnologisch eine hochwertige und bestimmende Einwirkung auf alle menschlichen Körperzellen und Körperorgane und bewirken hierdurch eine große
VERBESSERUNG, bzw.
STEIGERUNG des menschlichen IMMUNSYSTEMES bei einer regelmäßigen Gesundheitsanwendung mit
Infrarotstrahlen: **B** und **C**, durch eine umfassende medizinische, anwendungsreife und nutzungsfähige
SELBSTTHERAPIE, für alle Menschen weltweit in den eigenen WOHN - und AUFENTHALTSRÄUMEN, also in den eigenen vier WÄNDEN,
nach den Regeln und Vorgaben der WHO - GESUNDHEITSORGANISATION.

Nach den nunmehr wissenschaftlichen geprüften Erkenntnissen steht einer Umsetzungsanwendung einer Wärmeenergienutzung mit Infrarotstrahlen: **B** und **C** nichts mehr im Wege.

Die Auslösung von körpereigenen Selbstheilungskräften mit wohleinwirkenden regenerativen Einwirkungsmaßnahmen für eine menschliche Gesundheitsverbesserung bzw. einer erwünschten Gesundheitswiederherstellung ist in einer natürlichen Anwendung der Wärmeenergie in einer WÄRMEKAMMER, System: STAHLGRUNDOFEN mit Infrarotstrahlen: **B** und **C**, nutzbringend umsetzbar nach den geprüften Vorgaben der WHO.

Des weiteren umfasst dieses neu konzipierte Wärmeanwendungssystem eine umsetzungsfähige Anwendung wie bisher im System eines europäischen Kachelofen von NUR Infrarotstrahlen: **C**, mit weniger wohleinwirkender Tiefeneinwirkung von Infrarotstrahlen: **C**, in der

- kleineren Nutzungsfläche der WÄRMEKAMMER, System: STAHLGRUNDOFEN, mit einer Zweifachwirkungsfolge.

Die einwirkenden milderen Infrarotstrahlen: **C** wirken genussvoll in die gesamte menschliche Hautoberfläche ein, durch eine indirekte Strahlungseinwirkung die besonders **Frauen und Kinder** infolge einer
ÜBERECKAUSFÜHRUNG der Gesundheitsanlage bevorzugt annehmen wegen einer milderen Infrarotwärmeeinwirkung.

Die Zielausrichtung einer Gesundheitsvorsorge, als auch einer Gesundheitserhaltung, kann ohne chemische Produkte erfolgen, um eventuelle mögliche Nebenwirkungen ausschließen zu können, bei einer gesundheitlichen Krankheitsbeeinträchtigung, insbesondere bei einer Krankheitsbehandlung mit Schmerzmittel.

Eine gesundheitliche Behandlung im Bereich **Pur-Natur** und **Ur-Natur** ist nach dem Stande der Wissenschaft immer vorzuziehen, falls dies nach einer ärztlichen Beratung eine solche Behandlungsweise zweckdienlich erscheint und angebracht ist, um Nebenwirkungen durch Medikamente auszuschließen.

Nicht die Symptome sollen bekämpft werden, sondern **heilen** soll das Hauptanliegen einer Wiederherstellung der Gesundheit beinhalten bzw. die angestrebte Zielausrichtung sein.

Besonders die kleinere Nutzungsbereichsfläche in der WÄRMEKAMMER mit nur Infrarotstrahlen: **C**, ist durch eine besondere Bauausführungsgestaltung sehr begehrt durch eine gelungene bauliche Übereckausführung,

die besonders bei

Frauen und Kinder

eine bevorzugte Anwendungsnutzung nach Wunsch ermöglicht, weil damit eine geringere Tiefenwärmeeinwirkung in den menschlichen Körper über die menschliche Hautoberfläche hochwillkommen einwirken kann.

Besonders wird eindringlich hingewiesen das eine einzige Wärmequelle zwei Anwendungsbereiche in unseren vier Wänden mit bestwirkender Wärmeenergie versorgen kann und zwar

- einerseits zur Gesundheitsanwendung und
- andererseits zur Beheizung unserer WOHN- und AUFENTHALTSRÄUME.

Eine steigerungsfähige Überbietung im natürlichen Anwendungsbereich mit Infrarotstrahlen: **B** und **C,** ist nach dem derzeitigen Stande der Wissenschaft **nicht möglich**, weil der gesamte Strahlungsbereich: **B** und **C**, im Dunkelstrahlungsbereich in der Anwendungsmöglichkeit ganz umfassend in der nutzbaren Wirkung in einer WÄRMEKAMMER, System: STAHLGRUNDOFEN, abgedeckt wurde.

Allgemein wird des weiteren im Gesundheitsbereich besonders hingewiesen, die Gesundheitserhaltung des Menschen liegt im basischen Bereichsumfang des pH – Wertes um „7,5" und schützt durch diesen empirischen Grenzwert vor einer Übersäuerung des menschlichen Körpers, weil ansonsten große negative Gesundheitsfolgen einwirken können durch eine ÜBERSÄUERUNG des menschlichen Körpers mit einer Entgleisung des SÄURE – BASEN – HAUSHALTES der stattfinden kann mit großen Beeinträchtigungen und großen Krankheitsfolgen, durch die Einnahme im großen Umfang von untauglichen Nahrungsmitteln bis hin zu einer möglichen Lebensverkürzung bei keiner Beachtung dieser negativen Gesundheitseinwirkungen.

Der Mensch ist biologisch und biochemisch beurteilt
ein basisches Lebewesen !

Besonders das menschliche Blut muss basisch bleiben, knapp unter dem pH – Wert unter „7,5", damit sich Abweichungen nicht lebensbedrohlich auswirken können, weil das menschliche Blut alle menschlichen Körperzellen und Körperorgane mit basischen Nährstoffen versorgt.

Viele menschliche Erkrankungen erfolgen durch eine Entgleisung des SÄURE – BASEN – HAUSHALTES in einem VORAUSEFFEKT mit Auswirkungen auf das menschliche IMMUNSYSTEM mit negativen Gesundheitsfolgen durch große mögliche Krankheitsbeeinträchtigungen.

Aus diesem Grunde sind alle naturheilkundlichen und schulmedizinischen, sowie auch alle homöopathischen und physiotherapeutischen Behandlungsmaßnahmen wie beispielsweise eine Nadelakupunktur nach der traditionellen herkömmlichen chinesischen Medizin zielführend anwendbar für ein Wohlbefinden in allen Belangen einer ganzheitsbezogenen Gesundheitsvorsorge im Bereich von Lebensvorgängen der allgemeinen Gesundheitsheilkunde in einer wirkenden Gesundheitserhaltung durch einen hohen **Kostennutzenfaktor,** zur Erhaltung einer nützlichen, optimistischen und mutigen Anwendungsnutzung für eine brauchbare menschliche Gesundheitserhaltung.

Die empirische Lebensgrundordnung soll der Mensch erleben ohne Störung seines gesundheitlichen Lebensablaufes und soll außerdem den Menschen beglücken, durch eine Lebenszufriedenheit mit einem angemessenen zwischenmenschlichen

MITEINANDER

zur Erzielung einer wirksamen hohen Lebensqualität durch eine gehobene Rechtsordnung einer eingebundenen und wirkenden

RECHTSCHAFFENHEIT in einem friedvollen Umfang !

Frage:

Oder gibt es dennoch ein anderes Anwendungssystem, mit einer steigerungsfähigen Überbietung, im kostengünstigen Selbstanwendungsbereich
unter Beachtung der gesundheitlichen Vorgaben der WHO - Weltgesundheitsorganisation ?

Herzlichst
IHR Ing. Franz TEIZER

Steuern Sie Ihre Gesundheit selbst,

möglichst
NEBENWIRKUNGSFREI !

WIENERHERBERG und GRAZ, im Sommer 2019

Teil: 1

Die Ein- und Auswirkungen von Infrarotstrahlen: B und C, auf den menschlichen Körper zur Erhaltung der menschlichen Gesundheit durch eine WÄRMEKAMMER, System: STAHLGRUNDOFEN, mit einer Sechsfachwirkungsfolge

Eine zeitliche Anwendungsnutzung zum Empfang und Aufbau von wohlempfindsamer menschlicher Lebensenergie durch Infrarotstrahlen kann selbstständig jederzeit bestimmt werden und soll ca. 1 Stunde je persönlicher Anwendungsnutzung umfassen auf die gesamte menschliche Hautoberfläche zur nachfolgenden Einwirkung auf alle Körperzellen und Körperorgane im menschlichem Körper.

Eine regelmäßige und wiederholte Anwendung von Wärmeenergie hat eine **medizinwissenschaftliche und volkswirtschaftliche** große gesundheitliche Bedeutung, infolge von einwirkenden Wärmereizen durch auslösende physiologische Reaktionen in der Gesundheitsvorbeugung und Gesundheitserhaltung.

Empirisch ist diese Erkenntnis durch die Lehre, die alleine nur die Erfahrung als Erkenntnisquelle gelten lässt, gesundheitstechnologisch gesichert und unabhängig dieser vorgenannten Feststellung, ist eine zusätzliche bezugsbezogene wissenschaftliche Überprüfung von physikalischen Ein- und Auswirkungen von Infrarotstrahlen im Bereich: **B** und **C**, durch eine WÄRMEKAMMER System: STAHLGRUNDOFEN, mit einer Sechsfachwirkungsfolge im Bereich der Physik und Medizin in den Jahren 2009 bis 2015 umfassend durchgeführt worden, mit positiven Eigen- und Fremdprüfungen durch Prüfergebnisse nach den Regeln der WHO für eine menschengerechte Anwendung nachweislich abgesichert worden.

Die erfolgten wissenschaftlichen Erkenntnisse und Prüfungen erbrachten eine höchstmögliche taugliche und naturbezogene Umsetzbarkeit ohne Nebenwirkungen durch eine Nutzung der größten und gesundheitlich besteinwirkenden, sowie speicherfähigen Sonnenenergie in Form von anwendbarer wärmespendender Scheitholzenergie, durch einen energietechnischen Holzabbrand ebenfalls mit einer offenen Flamme in einer neuzeitlichen **WÄRMEKAMMER, System: STAHLGRUNDOFEN** durch Infrarotabstrahlungen: **B** und **C,** mit einer höchstmöglichen steigerungsfähigen, geprüften Sechsfachwirkungsfolge für eine Gesundheitsvorbeugung und Gesundheitserhaltung des Menschen.

Im Holzabbrand nach dem System eines europäischen Kachelofens wirkt nur eine Zweifachwirkungsfolge, durch eine Abstrahlung und Rückstrahlung, von Infrarotstrahlen im Bereich: **C**.

Diese große Steigerung von Ein- und Auswirkungen durch eine Sechsfachwirkungsfolge in einer WÄRMEKAMMER, System: STAHLGRUNDOFEN wird erreicht durch eine besondere Bauentwurfsplanung und Baugestaltungsausführung mit bestwirkenden Infrarotstrahlen im gesamtwirkenden Strahlungsbereich: **B** und **C**, im Dunkelstrahlungsbereich einwirkend
auf die gesamte menschliche Hautoberfläche und einer späteren nachfolgenden Einwirkung auf alle Körperzellen und Körperorgane, indem die Wohlfühlwärme eine höchstmögliche Lebensenergieentfaltung freisetzen kann für eine Selbsttherapieanwendung mit einem hohen Kostennutzenfaktor.

Eine Anwendungsnutzung einer WÄRMEKAMMER, System: STAHLGRUNDOFEN nach den Vorgaben der WHO, kann
die Netzhaut der Augen physiktechnologisch nicht gefährden in der Anwendungsnutzung, in den eigenen vier Wänden und erfordert daher keine gesundheitlichen Schutzmaßnahmen oder eine Beiziehung von Fachexperten.

Eine Erweiterung des Standes der Wissenschaft in der natürlichen Wärmeanwendung durch einen Holzabbrand in einer WÄRMEKAMMER , System: STAHLGRUNDOFEN, mit einer Sechsfachwirkungsfolge ist anwendungstechnologisch höchstwirksam einsetzbar zu einer größtmöglichen technologischen und medizinischen Gesundheitserhaltung.

Das BESONDERE an diesem physikalischen Vorgang im menschlichen Körper ist eine nutzbringende, gleichzeitige KÖRPERENTGIFTUNG zusätzlich neben der Leber und Niere, die in einer besonderen „3.“ Rangfolge umgesetzt werden kann durch Ein – und Auswirkungen von Infrarotstrahlen: **B** und **C**, in einem zeitlich abstimmbaren KÖRPERSCHWITZEN um hierdurch eine nützliche Entsorgung von SCHAD - GIFTSTOFFEN, die unter der menschlichen Hautoberfläche abgelagert sind und in einer **Selbsttherapie** eine wirkende Verbesserung der menschlichen Gesundheit mit einer höherwertigen Lebensqualität ermöglicht.

Der bevorzugte Lufttemperaturbereich einer Anwendung in der WÄRMEKAMMER sollte bestwirkend ca. + 37 Grad Celsius bis maximal + 39 Grad Celsius in einem natürlichen Bereichsumfang in PUR-NATUR und UR-NATUR stattfinden.

Die Gebrauchsanwendung einer WÄRMEKAMMER, System: STAHLGRUNDOFEN, kann keine möglichen Nebenwirkungen aufweisen, nach allen durchgeführten Prüfungsergebnissen im physikalischen und medizinischen Bereich nach dem derzeitigen Stande der Wissenschaft.
Diese besondere Wirkungsweise kann eine Saunaanlage oder eine Infrarotkabinenanwendung, technisch, physikalisch **nur** teilweise erbringen für eine höchstmögliche, energiegeladene, menschliche Lebensgestaltung zwecks einer Verbesserung in den Bereichen:

- körperlich,
- geistig und
- seelisch.

Der physikalische Gesamtumfang nach System: Ing. Franz TEIZER, ist gekennzeichnet durch wissenschaftlich geprüfte theoretischen und praktischen Anwendungsergebnisse für eine höchstwertige Gesundheitsvorbeugung und Gesundheitserhaltung, durch eine geeignete und kostengünstige Selbsttherapie, in der Anwendung in den eigenen vier Wänden ohne Nebenwirkungen.

Diese Aussagen sollen aus diesem Grund dem Wohle der Gesundheit des Menschen dienen !

Wir müssen nur die richtigen Zielvorgaben erkennen und vorgeben in einer gleichzeitigen und bezugsbezogenen realen Lebensausrichtung im Bereich einer allgemeinen **möglichen Ordnung**, die anzustreben ist, im Gegensatz zu einer möglichen Gesundheitsgestaltungsebene einer ebenfalls möglichen **Unordnung**

Wissenschaftliche Erkenntnisse müssen weltweit prüfbar sein durch JEDERMANN und an jedem Ort der Erdoberfläche !

Mein geistig angedachter Lösungsansatz umfasst alle menschlichen Lebensabschnitte für eine Verbesserung einer hochwertigen, neuzeitlichen Lebensgestaltung durch eine umfassende Anwendung einer anzustrebenden Lebenserhaltung durch Infrarotstrahlen: **B** und **C**, im wissenschaftlichen Dunkelstrahlungsbereich, die erfolgreich anwendbar ist nach den Vorgaben der WHO ,
ohne **Wenn und Aber.**

Eine höhere natürliche gesundheitliche Anwendung gibt es nicht, als eine kritische, empirische, geprüfte, erfahrungswissenschaftliche Wärmeanwendung mit bestmöglichen anwendungstauglichen Infrarotstrahlen: **B** und **C**, im verfügbaren technologischen Gesamtbereich einer Naturanwendung !

Vergleichbar sind diese vorgenannten Feststellungen mit einer sogenannten philosophischen AUSSAGE durch eine besondere Fragestellung:

Bevor man mit dem Kopf durch eine Wand gehen will, soll man überlegen was man im NEBENZIMMER eigentlich will ???

Eine hochwertige, gesundheitliche Wissensansammlung bildet eine brauchbare Grundlage einer schlüssigen Anwendung in einer Umsetzung:

- im naturmedizinischen Bereich, als auch
- im schulmedizinischen Bereich, und hilft mit Sicherheit, jede vorgegebene Ausgangslage bestmöglich zu fördern, und zu unterstützen und dadurch zu meistern, zum Nutzen der Menschen !

Erforderlich ist nur ein zielführender begründeter und wissenschaftlich geprüfter Lösungsansatz mit einer Anwendung eines hohen wirkenden Kostennutzenfaktors, zur Verbesserung und Erhaltung der menschlichen Gesundheit und kann mit Mut nutzbringend umgesetzt werden zu einem persönlichen Gesundheitsvorteil.

Dadurch kann unermessliches Leiden, als auch eine nächtliche Schlaflosigkeit wirksam verhindert werden, für eine anzustrebende höhere Lebensenergieentfaltung und Lebenszufriedenheit durch die Anwendung von natürlichen Infrarotstrahlen: **B** und **C**.

Die größte Energiequelle in unserem Lebensbereich ist zweifelsfrei die abgestrahlte Wärmeenergie der SONNE und kann bedenkenlos gesundheitstechnologisch nutzbar angewendet werden, in den Teilbereichen von Infrarotstrahlen: B und C, nach den Vorgaben der WHO .

Helfen wir uns selbst in der Umsetzung der Gesundheitserhaltung mit einer nutzbringenden Zielausrichtung, durch eine einfache und leistbare Selbsteinbringung mit einer lösungsorientierten Selbsttherapie.

Hierdurch können alle möglichen Veränderungen in den verschiedensten Zeitabläufen in der menschlichen Gesundheitserhaltung in der untersten Erstebene jederzeit besser und zielführender in einer selbstbestimmbaren Bezugsebene nutzbringend umgesetzt werden.

Das Ziel sollte immer sein, wissenschaftlich belegbare Klarheit zu erlangen, in einer realen Erreichbarkeit von Zielvorgaben in der Gesundheitserhaltung für eine Verbesserung der menschlichen Lebensqualität.

Die Gesundheitserhaltung des Menschen beinhaltet einen feinfühligen und fundierten Umgang im Bereich **mit mir selbst**, in allen tagtäglichen kleinen und größeren Entscheidungsfindungsbeurteilungen in der Auswahl von umsetzbaren Erhaltungsmaßnahmen im Bezugsbereich der Gesundheitsvorsorge und Gesundheitserhaltung.

Die persönlichen Erfahrungen im nahen begrenzten Lebensumfeld im Bereich der eigenen Lebensgestaltung bestimmen alle Lebensvorgänge geistig und körperlich in der Erhaltung der Gesundheit und der Gesundheitsqualität, durch eine aufrechte

- Lebensführung,
- Lebensenergieumsetzung,
- Lebensbeglückung und einer
- Lebenszufriedenheit.

Diese uralten Weisheiten der Gesundheitsnaturheilkunde kann nur ein Wissender unter Einschaltung eines Hausverstandes durch eine allgemeine gültige Vorgabe in allen empirischen und wissenschaftlichen Bereichen erkennen und anwendungstechnologisch umsetzen und nützen.
Ungeachtet dieser Feststellungen gelten besonders bei besonderen Akutkrankheiten die Beiziehung einer Gesundheitsdiagnose für eine schulmedizinische Gesundheitsbehandlung.

Eine allgemeine und höhere Wissensebene ist immer anzustreben für einen Erfolg einer Gesundheitsvorgabe und Gesundheitserhaltung.
Zweifellos ist es besser die menschliche Gesundheit vorsorglich zu erhalten, als im Nachhinein eine Krankheit zu heilen.

Eine Gesundheitsvorsorge ist immer richtig und gefragt und wird im Vorfeld oftmals wegen Sorglosigkeit und Untätigkeit, oder Unkenntnis vernachlässigt.

Ich hoffe, dass die aufgezeigten Feststellungen inhaltlich ein übersichtliches Gesundheitsgrundwissen aufzeigen in der Erkennung der Gesundheitserhaltung sowie der Informationstechnologie im Alltagsgebrauch vorbeugend einen nutzbringenden Energieeinfluss durch eine Anwendung von Infrarotstrahlen: **B** und **C**, auslösen, mit einem selbstbestimmbaren KÖRPERSCHWITZEN zur **Körperentgiftung** und so die abgelagerten Schad - und Giftstoffe, insbesondere in den kalten Wintermonaten entsorgt werden können, in einer „ 3.“ Rangfolge, neben der Leber und der Niere durch Infrarotstrahlen: **B** und **C**.

Die Wärmeenergie kann eine vorzügliche Hilfestellung darstellen durch eine unschädliche Selbsthilfetherapie und kann ein umfassendes und höchst wirksames positives Lebenswirkungsgefühl auslösen in einem erlebbaren und natürlichen Bereichsumfang.

Die wichtigsten und kostengünstig anwendbaren geprüften wissenschaftlichen Gesundheitsnaturheilsysteme in Selbsttherapieanlagen, angewendet in unseren WOHN- und AUFENTHALTSRÄUME lauten:

(1)
Eine **Wärmeenergieeinwirkung** die alle menschlichen Körperzellen und Organe, gleichzeitig und gleichortig umfassend gestaltungstechnologisch, ohne Nebenwirkungen erreichen und nutzbringend aufbauen und verbessern kann, ist durch eine
Einwirkung von Infrarotstrahlen**:** **B** und **C**, in
einer WÄRMEKAMMER, System: STAHLGRUNDOFEN, in einer zentralen Lage in unseren WOHN- und AUFENTHALTSRÄUMEN möglich für eine wirkende

- Gesundheitserhaltung, als auch für eine
- Beheizung unserer WOHN- und AUFENTHALTSRÄUME.

(2)
Eine **Atemluftverbesserung** mit einem Erlebnis wie ein Tag am Meer kann in den eigenen vier Wänden erlebt werden, durch einen Sole – Luft – Nebel, mit einem patentierten Ultraschalgerät zur Erzeugung von Nano- Mikropartikel, die tief in die Lunge, als auch auf die gesamte menschliche Hautoberfläche einwirken. Dieses Ultraschallgerät kann einfach an einer Wandfläche über einer trockenen Badewanne angebracht werden zur Einatmung eines Sole – Luft – Nebel, sitzend auf kleinen Holzstühlen in einfacher Ausführung wie die **Meeresgischt** in der Natur gegen:

- Allergien,
- Heuschnupfen,
- Asthma,
- Bronchitis,
- Husten,
- Neurodermitis,
- Schuppenflechte,
- Akne,
- Schnupfen und
- Erkältungen.

Oder durch eine andere **Atemluftverbesserung** mit positiven Wirkungen durch **negative IONEN** zur Steigerung der menschlichen Gesundheit gegen:

Allergien,
Bluthochdruck,
Kopfschmerzen,
Depressionen

und vielen anderen Beschwerden durch eine natürliche Einwirkungsbehandlung.

Solche Gesundheitsanwendungen werden kostenlos genützt seit Jahrtausenden, besonders an der Nord- und Ostsee und im Luftraum der freien Natur, und dgl. !

In diesem Zusammenhang ist anzumerken, dass bei einer herkömmlichen Verdampfung einer Solelösung vorwiegend nur Wasser verdampft wird, während bei einer hochwertigen Sole-Vernebelungsanlage feinste Nano-Mikropartikel, die künstlich erzeugt werden durch eine Ultraschalleinwirkung und hierdurch technologisch eine wesentlich höheres Wirkungsergebnis erbringen, bei einer Nutzungsanwendung . Eine Atemluftverbesserung erbringt immer einen Kostennutzungseffekt für eine positive Gesundheitserhaltung und kann viele Gesundheitsprobleme meistern.

Anwendungswissen ist immer und jederzeit gefragt…!

Eine zusätzliche Steigerungsmöglichkeit in einem größeren Umfang kann eine Sole-Luft Vernebelung gleichzeitig erbringen durch eine
kleinräumige SALZGROTTE mit eingelagerten NATURSALZ aus Meeresablagerungen
in Bruchstückform für eine gesteigerte Atemluftverbesserung !

(3)
Eine **Kneipp-Kalt-Warm-Wasse**r Gesundheitsanwendung umfasst große positive Ein- und Auswirkungen im gesamten menschlichen Gesundheitsbereich in einer Selbsttherapie und wirkt durch eine kostengünstige Gesundheitsvorbeugung und Gesundheitserhaltung auf den gesamten menschlichen Körper ein, weil Wärme und Wasser fast überall auf der Erdoberfläche kostengünstig zur Verfügung stehen, und hierdurch eine bestmögliche Anwendung ermöglicht werden kann zur Verbesserung der menschlichen Gesundheit.

Festgestellt wird, in allen vorangeführten Gesundheitsbereichsanwendungen:

Es steht zweifellos fest, dass nur ein anwendungstaugliches Naturheilsystem, nach vorgenannten Punkten: (1) (2) (3) umfassend alle Körperzellen und Körperorgane, gleichzeitig erreicht und anwendungstechnisch unseren Körper ganzheitlich erfasst und aufbauen kann ohne Nebenwirkungen !!!

Alte Lebensweisheiten lauten:

(1)
Die menschliche Gesundheit zu fördern ist NIE zu spät !

(2)
Gesundheitliche Ziele der Gesundheitserhaltung zu verfolgen ist bis zum Lebensende angebracht !

(3)
Jeder Schritt für eine menschliche Gesundheitserhaltung zählt !

(4)
Die Gesundheitserhaltung erfordert ein Krafttraining für einen geeigneten Körperaufbau mit einem täglichen Zeitansatz.

(5)
Gesunder Menschenverstand ist kein Geschenk, sondern es ist eine Strafe für Menschen mit **WISSEN** und **GEWISSEN** beispielsweise in der Umsetzung von positiven wissenschaftlichen, geprüften Infrarotstrahlen aus einem STAHLGRUNDOFEN im Dunkelstrahlungsbereich: **B** und **C**, für die Gesundheitserhaltung der Menschen.
Für die notleidende Bevölkerung ist angebracht, dass eine Selbsttherapie und Selbstheilung erfolgen kann gegen krankhafte Körperfunktionen und Krankheitseinwirkungen mit einem hohen KOSTENNUTZENFAKTOR mit positiven und geprüften wissenschaftlichen Lösungsangeboten damit kein pseudowissenschaftliches Unwissen vorherrscht.

Der Zweck diese Buches ist es eine Anerkennung der Richtigkeit durch eine Veröffentlichung von geprüften und bewiesenen physikalischen und medizinischen Grundwissen anwenden zu können nach den Regeln der WHO, damit alle Menschen eine Wärmeeinwirkung mit Infrarotstrahlen : B und C, bedenkenlos anwenden können.

(6)
Außerdem gilt: sich Zeit zu nehmen
für eine ausreichende Gesundheitserhaltung und zum **heilen** bei Krankheitsbeeinträchtigungen, damit eine Wiederherstellung der Gesundheit für ein lebenswertes erfüllbares Leben gestaltet werden kann bis zum Lebensende in Zufriedenheit und Rechtschaffenheit.

(7)
Man kann viel mit **Ideen und mit Mut** umsetzen in allen Lebenslagen und so bestzielgerichtet mögliche Lebensbedingungen schaffen mit erreichbaren Werten einer positiven Zielausrichtung durch eine Selbsteinbringung einer Selbstheilungstherapie zur Steigerung der menschlichen Gesundheit, sowohl **geistig als auch körperlich** mit einer brauchbaren Zielausrichtung, denn ein **alles wollen** ohne Rechtschaffenheit ist nicht anzustreben und selbstnützlich.

Unsere Zielausrichtung sollte möglichst eine taugliche und brauchbare Gesundheitsausrichtung in allen Gestaltungsebenen aufweisen für eine **Selbstheilungstherapie**,
heute und morgen und
immerwährend und so einen hohen persönlichen Nutzungsumfang in der Aufrechterhaltung unserer menschlichen Gesundheit einnehmen.

Nachweisliche berufliche Ausbildungen von Herrn Ing. Franz TEIZER :

- Maurer, Zimmerer, Brunnenbauer und Bauingenieur in **MÖDLING,**
- Militärakademie in **WIENER NEUSTADT,**
- und ergänzend, sowie zusätzlich eine technische, gesonderte Offiziersausbildung als TECHNISCHER OFFIZIER in **WIEN,**
- Amerikanische Offiziersausbildung im Bereichszeitraum der **Kuba-Krise in der USA**, in der Nähe von **WASHINGTON, D.C.**, sowie eine
- Sonderausbildung durch Experten der **UNI-HANNOVER**, im Bauwesen, als auch eine
- Sondereinweisung im Rechtsbereich in **KARLSRUHE** durch einen Richter des Bundesgerichtshofes für die Tätigkeit im bautechnischen **Sicherheitsbereich** für den Betrieb von Atomkraftwerken im Forschungszentrum in **KARLSRUHE**,
- und im beruflichen Ruhestand im Rentenbereich, eine Fachausbildung als
- Obstbaufacharbeiter in **KREMS**, als auch eine
- Schnellausbildung in Massage zur partnerschaftlichen Körperpflege in **GRAZ**.

Patentinhaber

Inhaber eines mathematisch-statischen Patentes für die Bestimmung der Tragfähigkeit oder der Stützweite, von militärischen Behelfsbrücken, ohne Berechnungskenntnisse in der Handhabung in der Form eines Rechenschiebers um in **Sekundenschnelligkeit** unter gleichzeitiger Einbeziehung der

- Stützweite, sowie der
- Bautragwerksausführung Holz oder Metall, sowie der
- Nutzlast und letztlich des
- Eigengewichtes der militärischen Behelfsbrückentragwerkskonstruktion, mit Augenseheinwirkungen,

taugliche Ergebnisse augenblicklich abgerufen werden können,
also in Verbindung mit allen oben genannten **vier** technischen Teilbereichen eine anwendbare verbindliche Ergebnisfindung mit **unendlich vielen** möglichen Lösungsergebnissen in allen vorgenannten und bezogenen Bereichen zu erhalten und anwendungstauglich zu nützen, in kostengünstiger, schnellstmöglicher Anwendungsweise durch den Einsatz von „2“ Blättern, eines als undurchsichtiges normalem Papier und eines als durchsichtige Folie
in der Anwendungsnutzung handhabungsfähig ist, wie ein Rechenschieber.

Anmerkung:

Durch eine erfolgte vielschichtige Wissensausbildung in den verschiedensten Wissensbereichen **im zivilen und militärischen Bereich** konnte in der Umsetzung von gesundheitlichen Planungsvorgaben eine angedachte, meinerseitige, finanzierbare und umsetzbare ,technologische Lösungsfindung erkannt und umgesetzt werden, im vorliegenden Bezugsbereich:

WÄRMEKAMMER, System: STAHLGRUNDOFEN, mit einer Sechsfachwirkungsfolge nach dem letzten Stand der Wissenschaft, in allen Bezugsbereichen in rechtlichen, technologischen und medizinischen, sowie im wirtschaftlichen Bereichsumfang, eine taugliche Lösung mit der geglückten Unterstützung von hochrangigen Fachexperten
gefunden und gestaltet werden,
durch eine Ideenlösungsfindungsvorgabe meinerseits !

Durch den Nachweis der Richtigkeit im theoretischen und praktischen Bereichsumfang ist dies belegt worden **durch wissenschaftliche Prüfungsnachweise im Physik - und Medizinbereich.**

Für Jedermann ist hierdurch eine Anwendung in Selbstnutzung an jedem Ort der Erdoberfläche im gesamten Anwendungsumfang möglich geworden im Bereich: Pur-Natur und Ur-Natur, mit einer wirtschaftlichen und kostensparenden Umsetzungstauglichkeit für eine Anwendung in Selbsttherapie für eine taugliche Erhaltung der menschlichen Gesundheit.

Teil: 2

Eine ganzheitliche Lagebeurteilung über eine WÄRMEKAMMER, System: STAHLGRUNDOFEN

Alle erforderlichen und durchgeführten wissenschaftlichen Prüfungsergebnisse erbrachten für eine Nutzung einer
WÄRMEKAMMER, System: STAHLGRUNDOFEN,
nur positive Ein- und Auswirkungen im theoretischen und praktischen Gesamtumfang im Dunkelinfrarot-spektrumbereich: **B** und **C**, mit einer Sechsfachwirkungsfolge, für eine hochwirksame Nutzungsanwendung- im Bereich einer Gesundheitserhaltung.

Eine beabsichtigte Verbesserung der Gesundheitserhaltung des Menschen ist bestmöglich erreichbar im Zentrum von WOHN- und AUFENTHALTSRÄUMEN, weil sich der moderne Mensch ca. 80 % des menschlichen Lebensumfanges in diesen Räumen aufhält und deshalb in diesen Räumen die Hauptausrichtung einer Gesundheitserhaltung durch eine mögliche **Wärmeanwendung** anwenden kann.

Eine Anwendung von natürlichen Infrarotstrahlen im Gesamtbereich: **B** und **C**, ist zwischenzeitlich umfassend wissenschaftlich nach den Vorgaben der WHO geprüft worden und somit nutzbar anwendungsfähig gestaltet worden, durch einen hohen persönlichen Kostenaufwand von Herrn Ing .Franz TEIZER für eine wissenschaftliche Verbesserung einer Gesundheitsanwendung mit einem hohen KOSTEN - NUTZEN - FAKTOR, für die Anwender einer WÄRMEKAMMER, System: STAHLGRUNDOFEN, der wunschgemäß für eine gebrauchsfähige Anwendung umgesetzt werden konnte für eine taugliche Gesundheitsanwendung aller Menschen weltweit.

Noch höherwertiger wäre eine neugestaltete,
gleichzeitige und gleichortige GESUNDHEITSEINWIRKUNG,
einerseits von

- **Infrarotstrahlen: B und C,** mit einer Sechsfachwirkungsfolge und

anderseits
durch eine Anreicherung von hochwirksamen

- **negativen Ionen** in der Atemluft in unseren WOHN - und AUFENTHALTSRÄUMEN in welchen wir uns im großen Umfang ca. 80 % unseres Lebens aufhalten.

Diese geplante Gesundheitsanwendung einer gleichzeitigen und gleichortigen Zusammenwirkung einer gemeinsamen Gesundheitseinwirkungsfolge kann einen noch höheren menschlichen **KÖRPERAUFBAU** von gesunden Körperzellen und Körperorganen ermöglichen zum NUTZEN der menschlichen Gesundheit !

Eine Anwendung von natürlichen Infrarotstrahlen im Gesamtbereich: **B** und **C**, ist zwischenzeitlich umfassend wissenschaftlich nach den Vorgaben der WHO geprüft worden und somit nutzbar anwendungsfähig.

Noch nicht umfassend anwendungsfähig ist derzeit eine vorgesehene Anwendung von negativen IONEN im erforderlichen und massentauglichem Umfang für eine Nutzung in Selbsttherapie, in den eigenen VIER WÄNDEN, in unseren WOHN - und AUFENTHALTSRÄUMEN durch ein brauchbares und taugliches IONENERZEUGERGERÄT für die Erzeugung von negativen massentauglichen IONEN.

Falls diese angedachte große Anwendungsverbesserung durch ein neuzeitliches IONENERZEUGERGERÄT ein positives wissenschaftliches Prüfungsergebnis erbringen wird durch eine Hauptprüfung, Testprüfungen sind gelungen, wäre eine gesundheitliche anwendbare Eignung gegeben, für eine Gesundheitsanwendung mit einem noch höheren AUFBAU aller menschlichen Körperzellen und Körperorganen durch eine Selbsttherapieanwendung für JEDERMANN, mit einem noch höherwertigen anwendbaren **Kostennutzenfaktor** der Atemluftqualität, insbesondere in unseren WOHN - und AUFENTHALTSRÄUMEN.

Eine einfache natürliche, angedachte Ausführungsgestaltung ist technologisch möglich mit wohlempfindsamen und körperlich sofort spürbaren positiven Empfindungsreizen im menschlichem Körper durch eine verbundene Mehrfacheinwirkungsfolge beider Anwendungsbereiche von Infrarotstrahlen: B und C, als auch von negativen IONEN.

Aus dieser Begründung ist zusätzlich von ganz außerordentlicher Bedeutung eine allgemeine und bestmögliche Anordnung einer physikalischen selbstwirkenden Frischluftzuführung vom

- Großklimabereich im Außenbereich, in den
- Kleinklimabereich in den Innenbereich in unseren WOHN- und AUFENTHALTSRÄUMEN kostengünstig zu gestalten mit einer einfachen Umsetzbarkeit, weil frischer Sauerstoff die Atemluft verbessert einen höheren Verbrennungsenergieanteil aufweist in unseren menschlichen Körperzellen und aus diesem Grunde hochwillkommen ist für eine höherwertige Gesundheitserhaltung.

Dieser Lösungsansatz einer Planung und Ausführung mit der Versorgung von frischem Sauerstoff bewirkt eine hohe und mögliche planbare Leistungssteigerung in der Zuführung von Lebensenergie durch eine gesteigerte Sauerstoffzuführung für eine bessere Lebensentfaltung aller Körperzellen, im bestmöglichen Wohlfühlbereich einer Wärmeanwendung und sollte in der Zukunft zusätzlich durch neue Forschungserkenntnisse im Bereich der **Ionenforschung** noch höherwertiger verbessert werden im natürlichen Bereich der Atemluftforschung mit anwendungstauglichen negativen IONEN nach dem Vorbild der Natur mit einer hochwirkenden Anwendung.

Diese technologischen Aussagen und Feststellungen sind ein wesentlicher zukünftiger Bestandsumfang mit einer vielschichtigen höheren Gesundheitserhaltung durch die Ein- und Mitwirkungen von negativen IONEN für eine Verbesserung von Gesundheitsanwendungen einerseits durch die WÄRMEKAMMER, System: STAHLGRUNDOFEN und andererseits durch eine Atemluftverbesserung mit negativen IONEN durch eine Erzeugung von negativen IONEN mit einem tauglichen und kostengünstigem IONENERZEUGERGERÄT im INNENBEREICH unserer WOHN – und AUFENTHALTSRÄUME, also im Umfang einer Mehrfachwirkungsfolge.

Des weiteren wird angeführt

ein moderner Stahlgrundofen gibt gleichzeitig ab:

- **Strahlungswärme** und
- **Strömungswärme**, ohne negative körperliche Ein- und Auswirkungen von chemischen oder physikalischen Nebenwirkungen und ist anwendbar für Kinder und Erwachsene.

Besonders wirksam sind im Gesamtbereich der Strahlungswärmeanwendungen die Infrarotstrahlen im Bezugsbereich: **B** und **C**, bezüglich der Wirkung von wohlfühligen Ein- und Auswirkungen in der Gesundheitserhaltung des menschlichen Körpers, für alle Lebensabläufe, durch einen bestmöglichen Wärmeenergiefluss zu allen Körperzellen und Körperorganen. Diese Aussagen sind eingebunden im biologischen Bereich in der Lehre von den Lebensgrundlagen und hatten in der Vergangenheit eine bescheidene Rangstellung in den bezogenen Teilbereichen der natureinwirkenden WISSENSCHAFTSBEREICHEN inne gehabt. Erst in der nahen Jetztzeit wurde dieser Umstand wissenschaftlich zielführender erkannt und die Erforschung der lebenden Substanz des NATURWESEN MENSCH, erlangte einen höheren Stellenwert zum Nutzen der Menschen und wird aus diesem Grunde mehr und mehr wissenschaftlich weltweit umfassend erforscht, insbesondere im Wärme- Kältehaushalt des Menschen, als auch in der **Atemluft** des Menschen, bestehend aus

- **positiven** und
- **negativen** IONEN, in der Natur, zum Nutzen des Menschen, sowohl in der Anwendungsnutzung im Wärmebereich, als auch im Atemluftbereich für eine hochwirkende Gesundheitsanwendung.

Die zuvor genannte angeführte WÄRMEKAMMER, System: STAHLGRUNDOFEN mit einer Sechsfachwirkungsfolge in der beschriebenen übersichtlichen Lagebeurteilung, beinhaltet eine umfangreiche, hohe, wissenschaftliche Nutzungsanwendung im Wärmeenergiebereich, der menschlichen Gesundheitserhaltung, und erfordert eine bewusste Mitwirkung und Selbsteinbringung, als auch eine gleichzeitige mögliche Selbstfindung in einer erwünschten Zielvorgabe mit einer höchstmöglichen:

- Einfachheit in der Anwendungshandhabung, sowie einer
- Leistbarkeit für **Jedermann** an jeden Ort der Erde, ohne Netzwerke aller Art, als auch einer
- Anwendungsnutzung, in einer vorteilhaften Eigeneinbringung durch eine Selbsttherapie in einer selbstbestimmbaren Anwendungsdauer von max. ca „1“ Stunde je Anwendung und soll eingebunden sein mit einer erwünschten ausreichenden Trinkwasser- Flüssigkeits- Aufnahme mit Trinkwasser, möglichst aus einer Wasserquelle
- vor und
- nach einer Wärmeenergieanwendung, damit der Wasserhaushalt des menschlichen Körpers ausgeglichen erhalten bleibt.

Diese Zielausrichtung beinhaltet den Zweck einer angestrebten Verbesserung der Gesundheitsförderung für alle menschlichen Körperzellen, als auch aller Körperorgane, durch eine einfache Wärmeanwendung in Selbsttherapie für eine mögliche Selbstheilbehandlung .

Ist diese hohe Zielausrichtung mit einer Steigerung der menschlichen Lebensqualität durch biologische, natürliche Maßnahmen im Bereich: **Pur-Natur** und **Ur- Natur** anwendungstauglich real umsetzbar ?

Ja,
dies ist möglich !!!
Diese vorgegebene und zuvor beschriebene informationstechnologische Ausgangslage beinhaltet und umfasst die Suche nach einer besseren und uralten menschlichen Sehnsucht, die Gesundheitserhaltung, als auch die Lebensqualität nach Möglichkeit durch mögliche Neuerungen laufend anwendungstechnologisch zu verbessern.
In allen Vergangenheitszeiträumen der menschlichen Entwicklungsstufen versuchte der Mensch, die in der Natur angebotenen unerschöpflichen verschiedenen Naturheilverfahren aller Zeiträume in der Vergangenheit zu erforschen bzw. zu nützen, soweit dies umsetzbar und möglich war. In der Gegenwart nützten die Menschen weltweit, sowohl die Errungenschaften der Naturheilkunde, als auch die Errungenschaften der Schulmedizin für eine Gesundheitsvorbeugung und einer Gesundheitserhaltung.

Eine neuzeitliche WÄRMEKAMMER, System: STAHLGRUNDOFEN gibt Infrarotstrahlen: **B** und **C**, ab und umfasst eine Sechsfachwirkungsfolge mit einer möglichen zusätzlichen Körperentgiftung über die gesamte Hautoberfläche und wirkt im Wärmewohlfühlbereich mit einer hochwirksamen Verbesserung der menschlichen Gesundheit.

Der WÄRMEENERGIEFLUSS aller menschlichen Körperzellen und Organe wird, in einer Ganzheitseinwirkung zielgerichtet gesteuert und bewirkt, eine höchstmögliche :

Gesundheitsvorsorge, und
Gesundheitserhaltung, weil es

ohne Infrarotstrahlen **KEIN LEBEN, ODER EINE WIRKENDE GESUNDHEITSERHALTUNG** gibt !

Nur ein höchstwirkendes Anwendungssystem mit einer möglichen Ganzkörpereinwirkung auf alle menschlichen Körperzellen und Organe ist in der Lage mit Infrarotstrahlen: **B** und **C**, unter Einbeziehung der

- physikalischen Grundlagen, der gegebenen Lebensstrukturen, als auch der Bewertung der unbelebten Materie,
  unter der Einbeziehung der

- physiologischen Voraussetzungen der gegebenen Lebensvorgängen,
  ist in der Lage eine natürliche Anwendungsumsetzung unüberbietbar umzusetzen für eine Nutzung und Erhaltung einer beständigen Gesundheitserhaltung in Verbindung mit einem hohen **Kostennutzenfaktor**, und ohne schädliche Gesundheitseinwirkungen, in allen Belangen auch einer möglichen empirischen Nachhaltigkeit eine höchstmögliche Gesundheitserhaltung aufrecht zu erhalten.

Der naturtechnologische wissenschaftliche Nachweis ist weltweit erstmalig geprüft worden, durch das FORSCHUNGSZENTRUM SEIBERSDORF, SEIBERSDORF LABORATORIES, NIEDERÖSTERREICH, im Jahre 2014, weil ein solcher naturtechnologischer, wissenschaftlicher Nachweis von Infrarotstrahlen: **B** und **C**, gleichzeitig im medizinischen Ein- und Auswirkungsbereich nach den Vorgaben der WHO, auf den menschlichen Körper, insbesondere auf die Netzhaut der Augen und der menschlichen Hautoberfläche weltweit fehlte, für eine Infrarotwärmeanwendung im gesamten Dunkelstrahlungsbereich: **B** und **C**.

Dies ist eine unglaubliche Tatsache !

Bei einer wissenschaftlichen Bedarfsnotwendigkeit wurden vor diesem Überprüfungszeitpunkt mathematische, physikalische Berechnungen aufgestellt und galten als wissenschaftlicher Erkenntnisnachweis.

Nunmehr ist diese Wissenschaftslücke wissenschaftlich geprüft worden und ist Stand der Wissenschaft.

Nachdem weltweit keine ausreichenden wissenschaftlichen Erkenntnisprüfungen vorlagen, in diesem Bereichsumfang, musste aus diesem Grunde ein wissenschaftlicher Nachweis erbracht und aufgestellt werden, durch eine Prüfung einer bestehenden Gesundheitsanlage in Form einer Prototypenausführung, mit der Bezeichnung
WÄRMEKAMMER, System: STAHLGRUNDOFEN, nach System: Ing. Franz TEIZER, mit einer besonderen Wirkungsfolge, nämlich einer Sechsfachwirkungsfolge, im Gesamtstrahlungsbereich einer Infraroteinwirkung: **B** und **C,** nach obigem Anwendungssystem für eine gezielte Anwendung zur Verbesserung der Gesundheitserhaltung der Menschen im allgemeinen Gesundheitsbereich.

Die durchgeführten ergänzenden Prüfungen und Feststellungen umfassen in diesem Zeitbereich:

c) Im physikalischen Bereich, eine Vorortprüfung in

WIENERHERBERG, NIEDERÖSTERREICH, durch das FORSCHUNGSZENTRUM in SEIBERSDORF, SEIBERSDORF-LABORATORIES, NIEDERÖSTERREICH, und hat in der Gesamtsumme nur positive, wissenschaftliche Feststellungsergebnisse, nach den Vorgaben der WHO ergeben.

b) Im medizinischen Bereich, ebenfalls nur positive gutachterliche Ergebnisse erbracht, durch die
- Medizinische Universität, WIEN, durch Herrn Ao. Uni-Prof. Dr. Wolfgang MARKTL, sowie durch die
- Medizinische Universität GRAZ, durch Herrn Ao.Uni-Prof. Dr. Wolfram MÜLLER.

Sowie zusätzlich eine begrüßungswerte,

c) Anerkennungsfeststellung des bezeichneten **MINISTERIUM FÜR EIN LEBENSWERTES ÖSTERREICH**, unter der Bearbeitungszahl: BMLFUW-UW1.4.16/0005-I/2/2015.

Allgemein wirkende Wärmenutzungsanwendungen

Eine besondere, wesentliche und nutzbringende Anwendungsnutzung ist nachweislich belegbar, durch eine Strahlungsleistung von Infrarotstrahlen: **B** und **C**, im gesamten Dunkelstrahlungsbereich und umfasst in einer Kurzauflistung nachfolgende wissenschaftliche Gesundheitsaussagen:

eine Förderung der Hautdurchblutung,
eine Verbesserung der Schweißabsonderung mit der Anregung von Ausscheidungen der unter der Hautoberfläche abgelagerten toxischen Abfallstoffen, Stoffwechselschlacken , Säuren und Umweltgiften,
eine Schmerzminderung bei Muskelverspannungen,
eine bessere Körperbeweglichkeit bei Erkrankungen des Bewegungsapparates,
eine Steigerung von zusammenhängenden immunstimulierenden Wirkungen bei regelmäßiger Nutzung für eine bessere Wirkung von körpereigenen Abwehr - und Selbstheilungskräfte des menschlichen Organismus,
eine bessere Förderung der Nährstoffverwertung bei Stoffwechselvorgängen,
eine schnellere und hochwertigere körperliche Erholungs- und Wiederherstellung, nach körperlichen großen Belastungen,
eine bessere Förderung der Thermoregulation bei einer körperlichen Anpassung von Störungen im bewussten und unbewussten körperlichen und geistigen Bereich,
eine verbesserte Versorgung mit Sauerstoff und Nährstoffen für alle Körperzellen und Organe,
eine verbesserte Herz - Kreislauf - Durchblutungssteigerung,
eine ausgewogene Fließeigenschaft des Körperblutes in den menschlichen Blutbahnen,
eine Linderung bei Schnupfen , Ohrenschmerzen und Nasennebenhöhlenentzündungen, Hexenschuss usw. und dergleichen mehr.

Die vorbeschriebene Auflistung umfasst eine größtmögliche, natürliche und gesundheitsvorbeugende, sowie teilwirkend eine heilende Behandlungsfähigkeit und Umsetzbarfähigkeit, für Jedermann, und an jeden Ort der Erdoberfläche in Selbsttherapie und zwar:

- ohne Nebenwirkungen, wie zu Zeiten der **Steinzeitmenschen,**
- ohne neuzeitliche medizinische Erzeugnisse, Produkte oder Geräte, in

  Pur-Natur und Ur-Natur.

Besonders nutzbringend ist eine Anwendung einer
WÄRMEKAMMER**,** System:
STAHLGRUNDOFEN mit einer Infrarotstrahlung: **B** und **C**, in den kalten Wintermonaten für eine bessere Entlastung des menschlichen Organismus.

Ebenfalls wird besonders hingewiesen und angeführt, dass alle physikalischen, chemischen und medizinischen Vorgänge im menschlichem Körper, gleichzeitig und gleichortig einwirken können !!!.

Die Beurteilungsbeschreibung der vorliegenden

ÜBERSICHTSLAGEBEURTEILUNG, und die nachfolgenden weiteren Ausführungen beinhalten bewusst, beabsichtigte WIEDERHOLUNGEN in allen möglichen verschiedenen EIN – UND AUSWIRKUNGSBESCHREIBUNGEN von Infrarotstrahlen im Gesamtbereich : B und C, damit im Anwendungsumfang in WIEDERHOLUNGEN die verschiedenen :

- Erscheinungsformen,
- Zusammenhänge, und
- Ablaufvorgänge,

BESSER UND EINDRINGLICHER, aufgezeigt werden können für eine **bessere** Gesamtbeurteilung der Gesundheitserhaltung des menschlichen Körpers ...durch eine Infrarotbestrahlung: **B** und **C**.

In der beschriebenen Gesamtbeurteilung ist eine verbesserte Durchblutung des gesamten menschlichen Körpers ebenfalls von wesentlicher Bedeutung , weil dadurch nicht nur die verschiedensten abgelagerten Giftstoffe im Körper besser entsorgt werden können, sondern auch gleichzeitig frischer **Sauerstoff** der Außenumgebungsluft zugeführt werden kann in den Klein-Klima-Bereich von WOHN- und AUFENTHALTSRÄUMEN , in dem Innenbereich von Gebäuden, für eine bessere Versorgung aller Körperzellen und Körperorgane.

Durch diesen Vorgang wird eine Linderung von Verspannungsschmerzen ermöglicht, und nebenbei das Herzkreislaufsystem entscheidend trainiert, mit der Senkung des Blutdruckes und auch die Gehirndurchblutung, als auch die Gedächtnisleistung größtmöglich verbessert.

In der Summe werden durch die Zuführung von
Wärme - Energie- Einwirkungen , geringfügig über der menschlichen Körpertemperatur viele Vorteile im menschlichem Körper gezielt verbessert, und zwar höchst empfehlenswert im Anwendungsluftwärmebereich in der WÄRMEKAMMER knapp über:

+ 37 °C, bis ca. + 39 °C,
maximal jedoch unter + 42° C.

Diese hohe Zielausrichtung in der angedachten Planung, als auch in der umgesetzten Baugestaltung, umfasst alle positiven, natürlichen Ein- und Auswirkungen, die durch eine WÄRMEKAMMER, System: STAHLGRUNDOFEN, mit Infrarotstrahlen: **B** und **C,** mit einer Sechsfachwirkungsfolge in einer Wärmeanwendung erzielt werden kann und systemmäßig nach den **Regeln der Physik** nicht steigerungsfähig sind.

Das bewusst angedachte Anwendungssystem wurde vorgegeben für den Zweck einer verbesserten

- Gesundheitsausrichtung und
- Gesundheitsgestaltung, für alle Lebensabschnitte des Menschen in einer brauchbaren Wärme-Energie-Anwendung und befindet sich in Übereinstimmung mit den Vorgaben der WHO.

Das älteste einwirkende Heilmittel der Welt, ist empirisch die SONNE, durch die Einwirkung einer offenen Flamme als höchstmögliche und bestwirkende Energiequelle.

In gleicher Anwendungsweise wirkt ein STAHLGRUNDOFEN durch die Abgabe von anwendungsfähigen Infrarotstrahlungen im Gesamtbereich: **B** und **C**, hochwertig und kostengünstig, ebenfalls durch eine offene Flamme, mit einer gespeicherten Sonnenenergie: nämlich Holz !

Bei einem Naturheilverfahren mit einer gezielten Wärmeenergieanwendung können nur positive Auswirkungen auf die menschliche Gesundheit ausgelöst werden !

Ein Erlöschen des Lebensfeuers des Menschen kann beeinflusst werden, durch eine gezielte Zuführung von natürlich erzeugten Infrarotstrahlen im Gesamtbereich**: B** und **C**, im Umfang einer erwünschten natürlichen Dosierung, mit einer natürlichen anteiligen Strahlungsleistung, auf die gesamte Oberfläche der menschlichen Haut, als außergewöhnliches und hochwertiges Naturheilmittel ohne Nebenwirkungen.

Aus diesem Grunde erfolgte meinerseits der Ansatz den Stand der Wissenschaft, im erforderlichen Umfang zu erweitern, durch eine physikalische Prüfung der realen Infrarotstrahlenabgabe aus einem STAHLGRUNDOFEN, im höherwertigem Infrarotstrahlungsbereich**: B** und **C**, gegenüber NUR im weniger hochwertigen Bereich**: C**, ohne einer Überschreitung der WHO-Vorgaben, bei bewusst meinerseits vorgegebenen **Worst – Case** Prüfungsbedingungen im physikalischen Bereich, durch einen durchgeführten wissenschaftlichen Nachweis für eine Nutzung ohne gesundheitliche Schadensfolgen auf die Gesundheit des Menschen durch eine Prüfung im Bereich der Physik durch das

Forschungszentrum in SEIBERSDORF, SEIBERSDORF - LABORATORIES , NIEDERÖSTERREICH .

Dieser ungewöhnliche Prüfungsvorgang konnte vorgenommen werden, durch die Übergabe von meinerseits vorgeschalteten, physikalischen und mathematischen Berechnungen.

Durch diesen umfangreichen Prüfungsvorgang können KEINE behördenrechtlichen gesundheitsbedenklichen negativen Auswirkungen auf die Netzhaut der menschlichen Augen, als auch einer schnelleren menschlichen Hautoberflächenalterung, ohne wissenschaftliche Grundlagengegenbeweise, gegenwartsbezogen und zukunftswirkend angeführt werden.

Ebenso wurde der neueste Stand im medizinischen, wissenschaftlichen Bereich, nachweislich und zusätzlich durch die Feststellungen von wissenschaftlichen Erkenntnissen der **Med. UNI BERLIN**, und durch ergänzende meinerseits beauftragte Gutachten an die **Med. UNI - WIEN und GRAZ**, zweifelsfrei im medizinischen Bereich durch positive wissenschaftliche Feststellungsergebnisse nachgewiesen werden, wobei die **Med. UNI-GRAZ**, nur wissenschaftliches Interesse bekundete. Eine besondere und unglaubliche Tatsache in der heutigen Zeiterscheinung.

Ohne einem wohlwollenden Entgegenkommen aller miteinbezogenen Mitgestalter über eine WÄRMEKAMMER, System: STAHLGRUNDOFEN in den bezogenen Wissenschaftsbereichen, wäre meinerseits kein

positiver Lösungsansatz im besonders wichtigen wirtschaftlichen Bereichsumfang möglich gewesen, die erreicht wurde durch die wissenschaftlichen:
Zuordnungen, Untersuchungen und Gutachtenerkenntnisse.

Nur so konnte der wissenschaftliche Bestandsumfang in allen Bereichen wunschgemäß erreicht werden.

Durch die Vorschaltung von wissenschaftlichen Nachweisgrundlagen konnte der altbekannte europäische KACHELOFEN in wohlfühligen INFRAROTBEREICH: **C,** mit einer ZWEIFACHWIRKUNGSFOLGE verbessert werden, durch einer Neuplanung mit einer Nutzungssteigerung, einer Weiterentwicklung der Kachelofentechnologie, in der Wärmeanwendung mit Infrarotstrahlen: **B** und **C,** mit einer SECHSFACHWIRKUNGSFOLGE, nach dem System: Ing. Franz TEIZER.

Durch dieses Anwendungstauglichkeitssystem ist in der „3." Rangfolge, neben der Leber und der Niere eine zusätzliche KÖRPERENTGIFTUNG über die gesamte Hautoberfläche technologisch umsetzbar und anwendbar gestaltet worden

Dieser GESUNDHEITSEFFEKT kann nachhaltig das menschliche Leben nutzbringend positiv verändern.

Im Vorfeld einer Neugestaltung einer natürlichen Wärmeanwendung durch eine angedachte und nutzbringende Bio-Klein-Klima-Wärmegesundheitsanlage wurde eine bautechnische Lösung gesucht und gefunden mit einem sinnvollen Lösungsergebnis durch eine WÄRMEKAMMER, System: STAHLGRUNDOFEN, mit einer Sechsfachwirkungsfolge und mit einer Körperentgiftung über die „3." Rangfolge neben der Leber und der Niere mit einem höchstmöglichen Lösungsansatz:

weil: ohne Gesundheit gibt es keine hohe Lebensqualität die erlebt werden kann,

weil: eine jederzeitige gleichzeitige und gleichortige
Selbsttherapie, für alle menschlichen Körperzellen möglich ist, und vor allem,

weil: Einfachheit und Leistbarkeit in der Anwendung eine wesentliche
Voraussetzung darstellt für eine Wohlempfindungsnutzung einer WÄRMEKAMMER zur Gesundheitserhaltung gegeben ist und außerdem

weil: eine Körperentgiftung neben der Leber und der Niere zusätzlich über die Hautoberfläche in der „3." Rangfolge
jederzeit wirkungsvoll und gezielt erfolgen kann und

weil: Zeit- und Kosteneinsparungen, im Gesundheitserhaltungsbereich zum
Nutzen der Anwender ebenfalls vorliegen, und zuletzt,

weil: Eine Steigerung der Lebenslust die Menschen höherwertiger im
Wohlfühlbereich durch eine Wärmeanwendung beglücken kann !!!

Eine WÄRMEKAMMER, System: STAHLGRUNDOFEN, mit einer Sechsfachwirkungsfolge, kann mit einer Körperentgiftung eine höchstmögliche und wirkende Gesundheitserhaltung geordnet herstellen.

Diese hohe Anforderung im Bereich der **Physik und Medizin** erforderte meinerseits eine umfassende Grundlagenabsicherung im Vorlauf der Entwurfsplanung der Prototypenerstausführung mit einem hohen Kostenaufwand zur Erfüllung der Vorgaben der WHO, und zum Nutzen einer menschlichen Gesundheitsanwendung.

Aus diesem Grunde mussten meinerseits umfangreiche mathematische Berechnungen, als auch hohe bautechnische Ausführungskenntnisse eingesetzt werden um eine kostengünstige und taugliche Gestaltungslösung nach dem neuersten Stande der Technik anwendungsbrauchbar in Selbstanwendung und ohne Nebenwirkungen angedacht, gesucht und umsetzungsfähig gestaltet werden.

Die Erhaltung der Gesundheit, die Linderung von Schmerzen, als auch eine Verbesserung und Befreiung von alltäglichen, mehr oder weniger großen Krankheitsbeschwerden war vordergründig eine Zielvorgabe der meinerseitigen Systemumsetzung, in allen Planungs- und Ausführungsumsetzungsbereichen.

Das System WÄRMEKAMMER, System : STAHLGRUNDOFEN, mit einer Sechsfachwirkungsfolge, mit einer Körperentgiftung wurde meinerseits angedacht im Jahre 2001 in einer umfassenden Grundlagenbesprechung mit hochrangigen Fachexperten in der Thermenanlage BAD WILDBAD in BADEN WÜRTTEMBERG im :

- Rechtsbereich,
- Technologiebereich, und
- im medizinischen Gesundheitsbereich, und ist schwerpunktmäßig zusätzlich vor der Umsetzung in der

Prototypenerstausführungsanlage in WIENERHERBERG, NIEDERÖSTERREICH, gedanklich mehrfach überarbeitet und verbessert konzipiert worden, vorerst für den Zweck einer Eigennutzung, als auch in weiterer Ablauffolge eine mögliche Nutzung für alle Menschen weltweit.

Sowohl für eine hochwertige Gesundheitserhaltung im mehrfach wichtigem Vorsorgebereich, als auch in der späteren Folge im Nachfolgebereich, wirkt ein ausgleichender menschlicher Energiefluss in allen Bezugsebenen der Gesundheitserhaltung mit einer wohlempfindsamen Wahrnehmung mit einem Wohlbefinden auf alle Körperzellen und Körperorgane.

Die Prototypenerstausführungsanlage wurde eingehend und umfangreich logistisch geplant, beurteilt und konzipiert, für eine umsetzungsreife und taugliche Gesundheitsanwendung.

Eine wissenschaftliche Prüfung, bzw. Überprüfung erbrachte letztlich durch das FORSCHUNGSZENTRUM in SEIBERSDORF , SEIBERSDORF-LABORATIRIES, NIEDERÖSTERREICH , nur positive Ergebnisse in allen physikalischen Bezugsebenen, und damit eine Eignung für eine Umsetzung im medizinischem, physiologischen Anwendungsbereich nach den Vorgaben der WHO .

Durch diese zeitaufwändige logistische Ausführungsplanung wurde eine umfangreiche Entwurfsverbesserung für eine natürliche Gesundheitsanwendung, ohne Nebenwirkungen in der Praxis und Theorie erstellt und aufgezeigt, sowie ermöglicht.

Nunmehr ist eine taugliche, wissenschaftlich geprüfte Umsetzung der WÄRMEKAMMER, System: STAHLGRUNDOFEN zu einer besseren Erhaltung der menschlichen Gesundheit ausgereift, für eine nutzbringende Umsetzung weltweit.

Das Endergebnis beinhaltet eine erwünschte gleichzeitige Doppelnutzung der Infrarotstrahlungsenergie, nämlich einwirkend für eine bessere Gesundheitserhaltung, als auch für eine hochwertige Beheizung von WOHN- und AUFENTHALTSRÄUMEN, und vielen weiteren Vorteilswirkungen im Umfang einer natürlichen Infrarotstrahlenabgabe im gesamten Strahlungsbereich: **B** und **C**, mit einer Sechsfachwirkungsfolge, im gewünschten Biokleinklimabereich innerhalb einer Gebäudeanlage.

Nur ein STAHLGRUNDOFEN, als Dunkelstrahler ist in der Lage, natürlich erzeugte und bestwirksame Infrarotstrahlen: **B** und **C**, durch eine Ausführung mit Stahlwänden , hochwirkende gesundheitliche bestwirkende Infrarotstrahlen abzugeben, für eine taugliche Eigenanwendung zur Gesundheitsverbesserung in den eigenen vier Wänden.

Bei glühenden Stahlwänden könnten Infrarotstrahlen: **A**, abgegeben werden, aber diese Handhabung führt mit Sicherheit zu einer Vernichtung des STAHLGRUNDOFENS im Dauerheizzustand, und ist außerdem wegen einer einwirkenden Gesundheitsschädigung durch Infrarotstrahlen: **A**, auf die Netzhaut der Augen, als auch wegen einer schnelleren Hautalterung unerwünscht und gesundheitsschädlich.

Die ganzheitliche Gesundheitserhaltung umfasst gleichrangig eine positive Einflussnahme im körperlichen, geistigen, und seelischen Bereich aller physiologischen Lebensvorgänge, der Lehre von den Lebensvorgängen im sogenannten Kleinkraftwerk Mensch für eine angestrebte bessere Lebensqualität.

Eine grundlegende Voraussetzung hierfür ist jedoch, eine gewollte Zukunftsausrichtung für eine Aufrüstung durch vorbeugende Maßnahmen im **Aufbau** einer **Stärkung** aller Körperzellen und Körperorgane, durch vorsorgende Wärmeenergieeinwirkungen in der Gesundheitserhaltung vorzunehmen und umzusetzen.

Natürlich können gesundheitlich alle Teilbereiche unserer Körperzellen und Körperorgane in verschiedenster Weise positive Gesundheitswirkungen erlangen, aber wirkliche Linderungen und Heilungserfolge mit großen Ein- und Auswirkungen auf alle **Körperzellen und Organe** des menschlichen Körpers können NUR jederzeit und dauerhaft naturbezogene Gesundheitsanwendungen erbringen, steuern, erfassen, sowie beeinflussen, die eine umfassende und ständige GESUNDHEITSERHALTUNG ausüben können und das ist zweifelsfrei die KOMMANDOZENTRALE der Gehirnsteuerung, unter Mitwirkung aller Leitungsnervenbahnen ZU UND VON allen mitwirkenden und erfassbaren Körperzellen und Organe, in der Wunderwelt des lebenden Kraftwerk **MENSCH**, in all seinen Lebenserscheinungsformen und Lebensvorgängen.

Das große Zusammenspiel der Körperenergieerhaltung wird durch die Wärmeenergie wesentlich beeinflusst in allen Bereichen der Lebensgestaltung von der Nahrungsaufnahme bis hin zur Ausscheidung der Abfallstoffe, durch alle Stoffwechselvorgänge unter Mitwirkung der Leber und der Niere, als auch zusätzlich und hochwirkend über die ebenfalls hochwirkende **„3.“ Rangstufe**, über die menschliche Hautoberfläche zur Körperentgiftung, in der menschlichen Gesundheitserhaltung.

Diese **„3.“ Rangstufe** ist bestmöglich umsetzbar über ein selbstbestimmbares und gewolltes Körperschwitzen.

Dieser Schwitzvorgang ist jederzeit, und an jeden Ort der Erde einfach und kostengünstig umzusetzen, über eine **WÄRMEKAMMER, System: STAHLGRUNDOFEN**, mit einer Sechsfachwirkungsfolge und ist wissenschaftlich geprüft, ohne Schadenseinwirkungen oder Nebenwirkungen im Gesamtbereich einer erwünschten hochwirkenden Gesundheitserhaltung.

Bei keinem Schwitzvorgang, besonders in den Wintermonaten verbleiben diese **Abfallgiftstoffe** überwiegend zwischengelagert unter der menschlichen Hautoberfläche abgelagert, OHNE Körperentgiftungsmöglichkeit zum Nachteil der **GANZHEIT ALLER KÖRPERZELLEN** und führen zu einem negativen gesundheitlichen Körperzellenaufbau, mit all seinen möglichen negativen Ein – und Auswirkungen in der Gesundheitserhaltung des Menschen !

Aus diesem Grunde ist es von entschiedener Bedeutung eine selbstbestimmbare brauchbare Verfügungshandhabung vornehmen zu können, und zwar in einer jederzeitigen und leistbaren gesundheitlichen **Selbsttherapie**, für eine Verbesserung **aller** menschlichen Körperzellen, ohne Nebenwirkungen von Medikamenten, durch ein geprüftes und erprobtes Naturheilverfahren im Bereich einer Infrarotbestrahlung im Gesamtbereich: **B** und **C**.

Ein Naturheilverfahren benötigt keine umfangreichen Diagnosefeststellungen durch medizinische Fachexperten, für eine Anwendung, von Naturheilkräfteeinwirkungen weil empirische Anwendungsergebnisse vorliegen und keine Gegenbeweis erbracht werden können.

Eine Pur-Natur und Ur-Natur Anwendungsebene ist eine einfach zu handhabende sogenannte Erstebene im Gesundheitsbereich in der Klimatologie, also in der Lehre von klimatisierenden Klimaeinwirkungen, unter Einfluss von Infrarotstrahlen im Gesamtbereich: **B** und **C**, und stellt eine Anwendungsergänzung dar, zu den allgemeinen schulmedizinischen Erkenntnissen, zwecks einer Verbesserung der menschlichen Leistungssteigerung mit einer höheren Arbeitsfreudigkeit und für mehr

- Frohsinnhaftigkeit, als auch für eine höhere
- Lebenszufriedenheit.

Dies zu erreichen ist durch den Mut einer Umsetzung eines geprüften modernen, als auch natürlichen Heilverfahren im Bereich der :

- Physik, und
- Medizin ,

bestwirksam möglich, nämlich durch eine WÄRMEKAMMER, System : STAHLGRUNDOFEN , mit hohen Wirkungsfolgen, zum Nutzen der Menschen !

Zu diesen vorgenannten Ausführungen kann ergänzend und in Hochachtung der Natur so nebenbei ausgeführt werden:

Humor hat noch KEINEM geschadet, aber RESPEKT vor der Schöpfung der Natur, im wissenschaftlichen Gesundheitsbereich, aber auch nicht !

Bei medizinischen Akutbehandlungen sind Wärmeanwendungen zu unterlassen, beispielsweise bei:

- akuten, Entzündungsvorgängen,
- Blutungen,
- akuten Verletzungen,
- Fieberzuständen,
- Infektionen aller Art,
- oberflächigen Venenentzündungen,
- Verschluss einer Tiefenvene durch ein Blutgerinnsel, und bei
- bestehenden Durchblutungsstörungen, und bei Menschen mit
- Sensibilitätsstörungen, wegen keiner möglichen Kontrollfähigkeit,
- usw.

Bei vorgenannten Krankheitsfällen ist zwingend erforderlich eine ärztliche Hilfestellung, mit einer umfassenden Diagnosestellung, für eine umfassende, nachfolgende, schulmedizinische Behandlungstherapie.

Besonders wird gezielt hingewiesen auf die vorhandenen, hohen ausgereiften und umfassenden empirischen Entwicklungsstufen des menschlichen Körpers im Gesamtumfang der Lebensfunktionsfähigkeitserhaltung, **durch eine empirische erfolgte lebende funktionsfähige Systembildung,** mit allen besonderen verbundenen Bezugsebenen der Systemerhaltung.

Insbesondere einer möglichen **lebenden Gesundheitswiederinstandsetzung**, einer Reparaturmöglichkeit soweit dies in Teilbereichen des Körperaufbaues möglich ist und umsetzbar ist, in Eigentherapie in den Kraftfeldern von Gesundheitsanwendungen.

Eine Sofortreparatur in allen möglichen Funktionsebenen, versucht der menschliche Körper durch eine Zusammenwirkung aller menschlichen Körperzellen und Körperorgane, in einem verbindlichen vorgegebenen Miteinander in allen Steuerungsebenen, insbesondere in den Bereichen der körpereigenen vorhandenen Informationstechnologie, nämlich in **der Kleinstteilchenphysik, der sogenannten Nano-Physik**, mit allen Leitungsebenen zur Aufrechterhaltung der Lebenserhaltung, in der:

- Vorbeugung,
- Klimatologie, der Lehre vom Klima, desweiteren in der
- Typenlehre, und der
- Umwelterhaltungshygiene usw.

Im menschlichen Körper ist alles **„sein“ eine Energieabfolge**, oder anders ausgedrückt : eine Wahrnehmung im **immerwährenden Energiefluss**, in einer allumfassenden Funktionsausübung in den prüfbaren umfassenden wirkenden vorgegebenen Wissenschaftsebenen.

Heilen,

ist angesagt und gefragt, als Lösung in der „Zukunft“ und sollte ein Hauptanliegen darstellen in der Wiederherstellung der Gesundheit, soweit dies möglich ist, nach dem der Stand der Wissenschaft durch körpereigene, lebende funktionssystemerhaltende Wiederherstellungsmaßnahmen im Bereich der Bio-Medizin durch die Informationstechnologie in einem vernetztem miteinander einer Neubelebung einer Regenerationsfähigkeit zur Rückgewinnung der Gesundheit, durch eine Energieabfolge einer Wärmeanwendung, beispielsweise durch eine WÄRMEKAMMER, System: STAHLGRUNDOFEN, mit Infrarotstrahlen **B** und **C,** mit einer Sechsfachwirkungsfolge.

Eine politische Unterstützung in der Vergangenheit wäre angebracht gewesen im Naturheilungsbereich einer Wärmeanwendung beispielsweise einer geistigen Mitgestaltung in der technologischen Entwicklungsvorgabe einer WÄRMEKAMMER, System: STAHLGRUNDOFEN mit Infrarotstrahlen: **B** und **C**, mit einer Sechsfachwirkungsfolge.

In der Gegenwart und Zukunft wäre mit Sicherheit eine höherwertige Wirksamkeit erreichbar, in der Verdrängung von Schmerzen ohne Medikamenteneinnahme durch eine Wärmeanwendung mit einem sicheren Heilungserfolg mit einem hohen Kostenutzenfaktor.

Eine politische Unterstützung für eine künftige Anwendung einer Wärmeanwendung durch eine WÄRMEKAMMER, System: STAHLGRUNDOFEN mit Infrarotstrahlen: **B** und **C,** mit einer Sechsfachwirkungsfolge**,** wäre wünschenswert und angebracht gewesen, im Naturheilungsbereich und wäre mit Sicherheit höherwertiger, als eine Verdrängung
von Schmerzen durch Medikamente, die einen Heilungserfolg im gewünschten Sinne nur bedingt im Anwendungsablauf erbringen kann, oder überhaupt nicht.

Eine solche finanzielle Forschungsunterstützung durch die Behörden ist jedoch ausgeblieben.

In der nahen Zukunft werden große und aktuelle politische Herausforderungen gelöst werden müssen, weil die Menschen länger leben, und keine lösungsorientierten, sowie bezahlbaren Gesundheitsbehandlungsebenen in anwendungstauglicher Form in der Schulmedizin zur Zeit vorliegen und aus diesem Grunde nicht anwendungsfähig genützt werden können, im großen Umfeld der Gesundheitserhaltung .

Es müssen daher neue Therapieanwendungsmöglichkeiten für die Bevölkerung anwendungsreif auf Grund der demographischen Entwicklung angedacht und angeboten werden, die nutzbar sind in einer Selbstanwendung einer Selbsttherapie zur Gesundheitserhaltung und auch bezahlbar sind !

Dieser Lösungsansatz muss auch tauglich und brauchbar sein in einer Finanzierbarkeit !

Das lebende Wunder, das menschliche Gehirn wirkt in diesem System als eine Befehlszentrale und ist nicht überbietbar, in der vorgegebenen Funktionsausrichtung, in der Nano-Bio-Physiktechnologie, als informationstechnologische Einrichtung in einer einmaligen Zusammenwirkung aller Körperzellen und Körperorgane in der Aufrechterhaltung der menschlichen Gesundheit, im geistigen Bereich, als auch im körperlichen Bereich, in einer dauerhaften **Gebundenheit und Verbundenheit** mit den großen Geheimnissen, der :

- Lebensentstehung, und keiner wissenschaftlichen
- Erzeugbarkeit von neuen
- Lebensschöpfungsgrundlagen für Neugestaltungen von Lebensformen.

Der **Stand der Wissenschaft** beinhaltet im natürlichen Einwirkungsbereich zur Zeit nur die Feststellung von chemischen und physikalischen Grundbausteinen der Stoffsubstanzen im menschlichen Körperaufbau unter Einwirkung **von lebensnotwenigen natürlichen Magnetfeldern einer aufrechten Gesundheitserhaltung,** im Bereich Pur-Natur und Ur-Natur in allen möglichen Gestaltungsformen der Gesundheitserhaltung von hochentwickelten biologischen Lebenssystemen.

Es gibt nach meiner Beurteilung derzeit keine veröffentlichten wissenschaftlichen Anhaltspunkte bzw. Bezugspunkte über erforschte Grundlagen einer Lebensentstehung im Gesamtumfang des Menschen und damit wird ersichtlich, die große Stellengröße des lebenden **SEIN**, in Verbindung mit den großen Zusammenhängen vom Wunderwerk des Lebens, und letztlich die große Stellungsstufe des Lebens im **SEIN** und keiner möglichen wissenschaftlichen Enträtselung aller Lebensentstehungsstufen, nach dem gegenwärtigen Stand der Wissenschaft, oder ?

Wir Menschen sind derzeit NUR in der Lage eine hochwertige Gesundheitserhaltung nach dem letzten Stand der Wissenschaft allgemein wirkend anzuwenden und umzusetzen.

Wir müssen es nur WOLLEN, **durch eine zielgerichtete UMSETZUNG im NATURHEILBEREICH,** denn NUR im Lebensbereich einer natürlichen Kräfteeinwirkung liegt der SCHLÜSSEL aller HEILUNGSAUSSICHTEN auf einen dauerhaften GESUNDHEITSERFOLG !!!

Daher ist WISSEN gefragt, mit GEWISSEN in einer leistbaren kostengünstigen Umsetzung für alle Menschen !

Wesentlich ist des weiteren, die Erkennung von Wirkungsreaktionen der lebenden Substanz des menschlichen Körpers, in der Fähigkeit von **Reizeinwirkungen** in den Bereichen außerhalb und innerhalb des menschlichen Körpers durch Ein - und Auswirkungen von
Kräften und Energien, die in der Anwendung der Gesundheitserhaltung positive Reaktionen auslösen können, und die Fähigkeit besitzen diese positiven verschiedene Wechselvorgänge mit einer natürlicher Energiezuführung umsetzen zu können, wie beispielsweise einer :

- Körperbeweglichkeit, als auch in der Erzeugung von
- Wachstum, sowie in der Möglichkeit einer
- Vermehrung, bzw. Fortpflanzung, und dies alles durch pausenlose und erforderlich wirkende
- Stoffwechselvorgänge im menschlichen Körper, zur Erhaltung des lebenden Organismus.

In der Summenwirkung wirkt ein immerwährender und pausenloser chemischer und physikalischer Energiewechsel im menschlichen Körper ein.

Deshalb ist eine natürliche Wärme-Energie-Zuführung von größter Bedeutung, ohne nachfolgende Nebenwirkungen. Dies kann erreicht werden durch einen Startvorgang zur Auslösung von wirkenden Gesundheitserhaltungsmaßnahmen mit einer Unterstützung von Wärme-Energie-Anwendungen zur Entfaltung eines Wärme-Energie-Flusses aller Körperzellen und Körperorgane für eine wirkende Gesundheitserhaltung.

Aus diesen begründeten Feststellungen, ist in der Tat eine, WÄRMEKAMMER, System : STAHLGRUNDOFEN, mit einer Sechsfachwirkungsfolge, System: Ing. Franz TEIZER, in der Lage, alle menschlichen Körperzellen und Körperorgane gesundheitstechnologisch zu erreichen, und dadurch kann ein verbesserter Zellenaufbau möglich werden ohne Nebenwirkungen, und stellt eine wesentliche Neuerung und Verbesserung der europäischen Kachelofentechnologie dar, in einer höchstmöglichen Nutzung einer Verbesserung der menschlichen Gesundheitserhaltung durch Infrarotstrahlen: **B** und **C**.

Eine persönliche Mitbestimmung in der Gesundheitserhaltung des Menschen ist bei einer Anwendung einer WÄRMEKAMMER, System: STAHLGRUNDOFEN, nach dem System: Ing. Franz TEIZER, als Neuerung bzw. als eine Weiterentwicklung der Kachelofentechnologie zu bewerten in einer tauglichen und geprüften Nutzungsanwendung.

Das Leben selbst ist nicht zu erklären geschweige zu beschreiben, in seinen verschiedenen Erscheinungsformen und Unterteilungsbestandteilen, aber die eigene Gesundheitserhaltung kann jeder Mensch mit Sicherheit begrenzt selbst mitbestimmen und steuern, in der untersten Erstebene, in der Klimatologie, als auch in der Aufnahme von Nährstoffen in einer ernährungsmedizinischen therapeutischen Disziplinzuordnung einschließlich von Fastenbereichen zu Hormonumstellungen in einer positiven Stoffwechselzuordnung für eine Gesundheitserhaltung durch einen SELBSTHEILUNGSVORGANG mit einem JUNGBRUNNEN - EFFEKT zur Verbesserung von allen Körperzellen für eine hochwertige Gesundheitserhaltung in einer Systemanwendung mit einer erforderlichen WÄRMEEINWIRKUNG.

Des weiteren steht eindeutig fest, die Einwirkung der Sonnenenergie, mit bestwirkenden Infrarotstrahlen ist die größte Energiequelle, in Form von Wärmeenergie, und wirkt jederzeit und unabänderlich, physikalisch auf alle Lebewesen der Erde ein und ist als Vorbild einzustufen in einer wirkenden gesundheitlichen hochwirkenden Lebensausrichtung.

Daher gilt zweifelsfrei **wer mehr** im positiven gesundheitlichen Energiebereich ohne Überschreitung der WHO - Vorgaben **aufrüstet**,
kann hierdurch mehr vorsorgen im gesundheitlichen Körperenergiebereich mit Infrarotstrahlen im Gesamtbereich: **B** und **C**, und sorgt hierdurch vor, für eine höhere :

- Lebensqualität und
- Lebensgestaltung.

Wer diesen Lebensenergiefluss anstrebt, muss es auch wollen und umsetzen, am besten in **Selbsttherapie** in den eigenen vier Wänden.

Diese Erkenntnisse wurden in der Planung, und in der baulichen Umsetzung der WÄRMEKAMMER, System: STAHLGRUNDOFEN, vorrangig in einer logistischen Ausgewogenheit, in der Planungsebene, als auch in der späteren Prototypumsetzung meinerseits beachtet, durch laufende Qualitätsüberprüfungen während der Bauausführungsumsetzung, und bei einer Erkennung und Erforderlichkeit baulich sofort nachgebessert, sodass das Anwendungssystem, nunmehr ausgereift ist, durch ergänzende Eigenprüfungen zu den durchgeführten Fremdprüfungen zur Gesundheitserhaltung in allen Eignungsgrundlagen einer Gesundheitswirkungsanwendung.
Außerdem ist sichergestellt worden, durch eine angedachte, bauliche Ausführung, mit einem Scheitholzverbrennungsgrundofen, eine besonders kostengünstige Holzenergiequelle zu nützen, die allerorts, in den bewohnten Gebietsteilen der Erdoberfläche, verfügbar ist für eine Senkung von Energiekosten für eine Beheizung von WOHN - und AUFENTHALTSRÄUMEN, neben der möglichen gleichzeitigen Gesundheitsanwendung durch hochwertige Infrarotstrahlen im Gesamtbereich: **B** und **C**.

Noch kostengünstiger kann die Energieerzeugung umgesetzt werden, bei einer eigenen Nutzholzerzeugung im ländlichen Bereichsraum.

Die Nutzung von Baufachwissen in vielen Teilbereichen und frei von Einengungen aller Art durch Behördenmaßnahmen ermöglichten in einer Naturverbundenheit, eine aufwandsgünstige Gestaltung und Umsetzung von ausgewählten Lösungsansätzen, sodass eine weitgehende Einnahme von :

- pharmazeutischen Erzeugnissen, oder einer
- ärztlichen Grundversorgung , nicht immer vorrangig erforderlich ist, ausgenommen sind jedoch notwendige Akutbehandlungen aller Art in derartigen Bedarfsfällen.

Großen Dank ergeht meinerseits an alle **Mitgestalter und Fachexperten, sowie allen Freunden**, die in vorrangigen Gesundheitsbereichen, theoretisch und wissenschaftlich beruflich tätig waren und sind , in vielen bezugsbestimmenden Wissenschaftsbereichen, und erkannt haben die Bedeutung einer WÄRMEKAMMER, System: STAHLGRUNDOFEN, für eine hochwertige Einwirkung mit natürlichen Infrarotstrahlen im Gesamtbereich: **B** und **C**, für eine menschliche Gesundheitsförderung in den eigenen VIER WÄNDEN anzuwenden, mit einer Selbsttherapie und einer gleichzeitigen Zielvorstellung eines hohen wirtschaftlichen Kostennutzenfaktor, bei einer gesundheitlichen Anwendung für eine dauerhaft wirkende menschliche Gesundheitsverbesserung bzw. Gesundheitserhaltung.

Ebenso ergeht ein besonderer DANK an Frau **MARIA GMEINER** , die in der baulichen Umsetzung entscheidend mitwirkte.

Nur so war es möglich, zielgerichtet in Beharrlichkeit die angedachte Neuerungsgestaltung einer Wärmeenergieanwendung in Form einer WÄRMEKAMMER, System: STAHLGRUNDOFEN, in einer Prototypenausführung anwendungstechnologisch erfolgreich umzusetzen, in einer größtmöglichen Sechsfachwirkungsfolge.

Die Natur, als Vorbild zu wählen, ist zweifelsfrei ein möglicher Ansatz einer empirischen und logistischen Erfahrungsbewertung für eine Qualitätssteigerung in den Bereichsebenen der:

- Physik, in der Informationstechnologie, als auch in der Bereichsebene der
- Medizin, ein richtig erkannter Lösungsansatz , in der Erkennung der Vorbildwirkung der natürlichen empirischen Lebensentwicklung und ist,

außerdem vergleichsweise in der Vergangenheit gekennzeichnet, durch bildhafte Aufzeichnungen an den Felswänden aus der Steinzeit in:

- ASIEN,
- EUROPA, und
- AMERIKA,

und beinhaltet menschliche Darstellungen von Gesundheitsanwendungen durch bildhafte Anwendungsmöglichkeiten, als Anregung zu einer Selbsttherapie für die eigene persönliche Gesundheitsvorbeugung und Gesundheitserhaltung.

HINWEIS:

Beachtet sollte des weiteren werden:

1) geben wir dem ältesten Heilmittel der Welt, nämlich der offenen Flamme die Gelegenheit eine neuzeitliche und umfassende bessere Wärmeenergieanwendung, zur Erhaltung der menschlichen Gesundheit erfolgsbringend anzuwenden, und eine

2) Wärmeenergieanwendung sollte in der Regel nicht erfolgen bei **akuten menschlichen Krankheitsfällen**, wegen möglicher Kontraindikationen, und

3)

Die Anwendung einer Bestrahlung mit Infrarotstrahlen im Gesamtbereich: **B und C**, in einer **WÄRMEKAMMER, System: STAHLGRUNDOFEN, ist allerorts durch alle Menschen** einfach und kostengünstig durch eine einfache SCHEIT-HOLZENERGIENUTZUNG umsetzbar in einer Sechsfachwirkungsfolge in einer WÄRMEKAMMER, System: STAHLGRUNDOFEN...

Teil: 3

DIE WERTEERKENNUNG DER WÄRMEENERGIE FÜR EINE AUFRECHERHALTUNG DER MENSCHLICHEN GESUNDHEIT

Eine Verbindungsbrücke von Wertedarstellungen der Wärmeenergie zur Verbesserung der menschlichen Gesundheit ist hochrangig nutzbar bzw. möglich, durch eine Nutzung einer WÄRMEKAMMER, System: STAHLGRUNDOFEN, mit einer größtmöglichen Sechsfachwirkungsfolge für alle Lebensvorgänge, insbesondere zur Verbesserung des menschlichen Immunsystemes für eine Leistungssteigerung geistig, körperlich und seelisch im Wohlfühlbereich einer Wärmeeinwirkung.

Die Gesundheit ist eine Schlüsselstellung im menschlichen Leben und umfasst eine

- Gesundheitsvorsorge, und eine
- Gesundheitserhaltung, **und bestimmt seit Menschengedenken das menschliche Leben** in allen vergangenen Zeitebenen.

Eine mögliche große und einfache Verbesserung der menschlichen Gesundheit durch Wärmeeinwirkungen kann bewusst erlebt werden, durch die Möglichkeit einer jederzeitigen, sowie regelmäßigen Anwendung von Wärmeenergiestrahlen in einer neuentwickelten und gestalteten, begehbaren: WÄRMEKAMMER**,** angelegt als Tepidarium, mit einer Energiequelle einer Scheitholzverbrennung , durch einen STAHLGRUNDOFEN, der einerseits Infrarotstrahlungen: **B** und **C**, abgeben kann und durchlässt und als Dunkelstrahler zu bezeichnen ist, und andererseits nicht gesundheitsschädlich einwirkt auf die menschlichen Hautoberflächen, sowie auf die Netzhaut der menschlichen Augen und in einer nachfolgenden Folge **alle Körperzellen und Körperorgane positiv stimuliert und mobilisiert**, im besonders wichtigen körperlichen Stoffwechselbereich, von AUSSEN nach INNEN und von INNEN nach AUSSEN, mit einer großen immunstimulierenden Wirkung in einer gesamtwirkenden Gesundheitserhaltungsfolge.

Erforderlich ist nur ein Anwendungswissen durch eine Bewusstseinsbildung !

Hierzu ist jedoch Mut in der Umsetzung von neuen wissenschaftlich geprüften Ideen, für eine verbesserte Gesundheitsvorsorge in der Gegenwart und Zukunft erforderlich !

Dieser positive Zielansatz gilt insbesondere im Bezug für einen besseren menschlichen Gesundheitsausrichtungsansatz, als auch für eine höherwertige Gesundheitserhaltung, und benötigt nur einen Denkansatz mit einer Zuversichtsausrichtung, zu einer umsetzungsfähigen bzw. umsetzungstauglichen Hoffnungserwartung in den Bezugsbereichen der:

- **Rechtslage**,
- **Technologielage**, und
- **Medizinlage**, und wirkt umfassend letztlich in einem besseren Aufbau des menschlichen :

Körpers, des
Geistes, und der
Seele.

Einzubeziehen sind im Vorfeld aller Überlegungen auch alle:

- Wertstellungen zu allen
- Wechselbeziehungen im Bezug zu einer Anwendung in einer,
- Bewusstseinswahrnehmung und einer anzustrebenden
- **Rechtschaffenheit**, sowie einer
- Maßhaltung, mit erforderlichen menschlichen
- Bedürfniswertstellungen.

Insbesondere ein Bezug zu unserer

Körper-Energie-Quelle, als wirkendes und bestens abgestimmtes Kleinkraftwerk, für die Erhaltung unserer Körperfunktionen, in unserer

- Gesundheitserhaltung mit einer brauchbaren und einfachen
- Gesundheitsvorsorge, **nach den Vorgaben der WHO**.

Denn OHNE Gesundheit ist alles NICHTS !!!

Gestalten wir angedachte Neuerungen mit Ehrfurcht von Lebenserfahrungen und Maßhaltungen.

Erkennen wir erfüllbare:

- Traumbilder, und
- Wunschvorstellungen, sowie
- Zielvorstellungen, durch eine Vorschaltung einer Gesamtlagebeurteilung, mit ausgewogenen

Erwägungen zu allen möglichen Wertstellungen, für uns selbst und zu unseren Mitmenschen, in der Einbindung der Erhaltung der menschlichen Gesundheit zum großen Vorteil einer höherwertigen Lebensgestaltung.

Der Bereichsumfang **Pur-Natur und Ur-Natur**, bietet uns Gesundheitssicherheitsbedürfnisse **über alle Grenzen hinweg**.

Erhöhen wir das Gefühl der Gesundheitsvorsorge und der Gesundheitsheilung durch Aktivität im Vertrauen auf eine Beständigkeit in der Zukunftsgestaltung durch ein **Miteinander** in unseren Herzen mit einem Wohlwollen, insbesondere in der :

- Lebenserfahrung, und der
- Liebeserfahrung, den

die Liebe kennt keine Polarität, die Liebe hat keinen
Pol oder Gegenpol
und ist allumfassend in allen Wertstellungen !!!

Und außerhalb dieser höchsten Wertstellungen wirken unabänderlich:

- Wahrheitsanerkennungen,
- Verantwortungsnetzwerke, bzw.
- Kontrollnetzwerke, denn ohne diese Einbindungen von

Wertstellungen gibt es keine Verankerung in den Kraftfeldern der Gesundheit des menschlichen Körpers und des Lebensinhaltes im geistigen und körperlichen, sowie seelischen Bereichsumfang des Menschen.

Mit Logistik gibt es immer :

- Lösungsansätze durch Bindungen und Verbindungen in einem MITEINANDER, und führt zu einer lebenswichtigen

  - ICH AUFRÜSTUNG, für eine umfassende
  - DU EINNAHME, **besser Liebesgewinnung**, und damit zu einem
  - WIR ERWACHEN eines höchstmöglichen Lebenseffektes.

Und dies sollte, in allen möglichen Daseinsebenen erlebt werden können, erforderlich ist nur, sich gedanklich in ein kleines Jetzt-Paradies zu versetzen, ohne Täuschungs- und Tarnungsstellungen in einer Umsetzung !

Hierzu ist ein **Du** erforderlich, um später ein **Wir** zu erreichen, denn nur hierdurch können alle Handlungen des Lebens, alles **in und aus Liebe anwurzeln**, insbesondere in allen natürlichen und möglichen Nutzungsebenen der Gesundheitserhaltung.

Die Natur beinhaltet unabänderliche Naturgesetze, mit physikalischen, chemischen und medizinischen Ein- und Auswirkungen auf den menschlichen Körper.

Die physikalischen, chemischen und medizinischen Ein - und Auswirkungen auf die menschliche Hautoberfläche, und nachfolgend auf alle Körperzellen und Körperorgane sind besonders wirksam im Gesamtstrahlungsbereich: **B** und **C**, und sind angesiedelt im:

NIEDERENERGETISCHEN BEREICH mit geringer QUANTENENERGIE, und sind daher als UNGEFÄHRLICH zu bezeichnen für die Gesundheitserhaltung der Menschen.

Unser menschliches Gehirn ist eine lebende Befehlszentrale, und eine Kontrollzentrale zugleich, also ein wirkender Katalysator der eine Reaktion auslöst bzw. beeinflusst kann mit einem zentralen Leitungsansatz des Nervensystems und wirkt entscheidend ein, **für einen gesunden Zellenaufbau in unseren Körper**, durch eine Zusammenwirkung mit allen sonstigen positiven Einwirkungen und Voraussetzungen für eine umfassende Gesundheitserhaltung mit einer gesundheitseinwirkenden Wärmeenergie.

Der Bereich:
Pur-Natur und Ur-Natur bietet immer erprobte und kostengünstigste Lösungen an, im geistigen und erfahrungsempirischen Bereich , und diese wissenschaftlichen Werte müssen prüfbar sein, sowie nachvollziehbar sein für **JEDERMANN**, an jedem Ort der Erdoberfläche !

Wissenschaftliche Erkenntnisse sind prüfbar in:

- Mathematik,
- Physik,
- Chemie,
- Medizin,
- Recht, usw.

Wir müssen nur diese vorgegebenen wissenschaftlichen Erkenntnisse aufspüren, erkennen und nutzbringend anwenden .

Versuchen wir in allen Lebenslagen, mutig die besten Lösungen immer durch unseren natürlichen **Hausverstand aufzuspüren,** und die erkannten Erkenntnisse mit logistischen Grundlagen zu formen und mit brauchbaren positiven Lösungsergebnissen umzusetzen durch eine ausgewogene Lagebeurteilung zur Erhaltung unserer Gesundheit.

Weil bewusstseinsbildende Maßnahmen in der Eigennutzung und Allgemeinnutzung angewendet werden sollen **ohne Egoismus oder Machtsucht** !

Alles ist eine FRAGE von :

- BEWUSSTSEINSBILDUNG,
- KRAFTENERGIENUTZUNG, und
- WOHLWOLLEN, ... In Verbindung
- mit RECHTSSCHAFFENHEIT , für ein
  - ICH, DU und WIR in einem Miteinander ...

Aus obigen Feststellungen führe ich in Verbindung mit zeitgemäßen **Fremdwörtern** herausfordernd an:

Kaum noch einer kennt heutzutage die **FREMDWÖRTER**:

BITTE,

DANKE und

ENTSCHULDIGUNG !

Oder anders ausgedrückt: DARF ICH ?
DANKE !
ENTSCHULDIGE !

Sein wir nicht kleinlich mit dem Gebrauch dieser Worte !

Teil: 4

Eine moderne Wärmeenergienutzung im Bereich einer Selbsttherapieanwendung für eine beständige Aufrechterhaltung der menschlichen Gesundheit

Eine Wärmeenergienutzung ist im physikalischen Bereich in der Anwendungsnutzung mit Infrarotstrahlen im Gesamtbereich: **B** und **C**, in einer WÄRMEKAMMER, System: STAHLGRUNDOFEN, mit einer Sechsfachwirkungsfolge unüberbietbar anwendbar, weil zusätzlich auch ein Doppelnutzungseffekt einer Wärmeeinwirkung vorliegt:

- **einerseits** durch eine Gesundheitsvorbeugung bzw. Gesundheitserhaltung des menschlichen Körpers in allen Körperzellen und Körperorganen und
- **andererseits** gleichzeitig mit der gleichen Wärmeenergie eine Nutzung einer Beheizung von angrenzenden WOHN – und AUFENTHALTSRÄUMEN umgesetzt werden kann.

Hierdurch ist im Endergebnis zu ernten ein sogenannter
Neuerungs – Happyness – Effekt mit einer Belohnung von Wunschergebnissen in einer positiven Gesundheitseinwirkung mit stark einwirkenden Glückswohlempfindungen im menschlichen Körper im

- geistigen und
- körperlichen, als auch im
- seelischen Bereichsumfang.

Oder anders ausgedrückt, es entsteht ein glückliches Wunschergebnis mit einem

Happy - Glücks - Effekt !!!

Hierdurch ist in Verbindung mit vielen anderen Einwirkungseinflüssen auf die menschliche Gesundheit eine große und positive Gesamtwirkung einer Gesundheitseinwirkung durch eine Wärmeenergienutzung erzielbar zur Verbesserung der menschlichen Gesundheit, mit einer höheren Lebensbeglückung !

Das Endergebnis sollte in der Gesamtsumme bewirken eine Verbesserung der menschlichen Gesundheit, mit einer gebrauchsfähigen Bewusstseinswissensanwendung unserer natürlichen Intelligenzleistungsfähigkeit, nämlich in der Anwendung unserer Gehirnmasse für alle Handlungen unter Einschaltung einer geistigen Vernunftanwendung.

Durch die neuzeitlichen verbesserten Lebensvoraussetzungen haben wir in der Regel eine höhere Lebenserwartung und verbringen dadurch viel mehr Zeit in unseren WOHN- und AUFENTHALTSRÄUMEN, und setzen uns hierdurch in der Regel einer viel größeren wohnraumklimatischen, künstlich erzeugten unnatürlichen Raumbelastung aus.
Durch diese gegebenen allgemeinen Voraussetzungen fehlen viele Einwirkungen im natürlichen Bioenergiefluss in der Bereichsebene der freien Natur, infolge einer verringerten Aufenthaltsdauer im Biobereich der Erdoberfläche für eine gesundheitliche Ausgleichseinwirkung zur Aufrechterhaltung einer besseren Gesundheitsvorsorge in unserem menschlichen Immunsystem.
Eine Verbesserung dieser neuzeitlichen Ausgangslage kann erfolgen durch eine Ausgleichseinwirkung mit zusätzlicher, zielgerichteter und nutzbringender, sowie verstärkter Wirkungsanwendung im Bereich der: **Pur-Natur und Ur-Natur**, durch eine bestmögliche Nutzung der Wärmeenergie in einer WÄRMEKAMMER, System: STAHLGRUNDOFEN, mit einer Sechsfachwirkungsfolge, im bestmöglichen Bereichsumfang einer Infrarotstrahlung: **B** und **C**, und zwar durch Selbsttherapie, ohne Mitwirkung von Fachexperten, in jederzeitiger Eigenanwendung und an jedem Ort der Erdoberfläche.

Die moderne Wissenschaft bestätigt diese geistigen und körperlichen Gesundheitsverbesserungen durch Wärmeeinwirkungen zur menschlichen höherwertigen Leistungsfähigkeit.

Durch diesen Umstand ist eine selbstkritische Eigenbeurteilung durch eine Beurteilung der eigenen Gesundheitslageauswertungen möglich, ohne Fremdeinflüsse von vorgegebenen Wissensauslegungen ! Eine umfassende Nutzung ist in der Tat hierdurch möglich in den eigenen vier Wänden durch eine sogenannte einwirkende **Schwitzbadekur, nämlich in Einfachheit und Kostengünstigkeit** in allen Bereichsebenen für eine nutzbringende Gesundheitserhaltung.

Diese positiven EIN- und AUSWIRKUNGEN sind durch physikalische und medizinische GUTACHTEN wissenschaftlich **WELTWEIT** nachgewiesen und wurden zusätzlich ausführlich beschrieben durch ein GUTACHTEN von:

A.o. Univ.-Prof. Dr. Wolfgang MARKTL,

Uni - WIEN, und lauten nach Punkt (7) in einer Zusammenfassung:

Regelmäßige und wiederholte Anwendung von Wärme hat eine gesundheitliche Bedeutung. Diese gesundheitliche Bedeutung geht einerseits von direkten Wärmeeinwirkungen auf den Organismus aus, beruht aber andererseits auch auf den von den Wärmereizen ausgelösten physiologischen Reaktionen.

Für den Menschen als homoiothermes Lebewesen gehen milde Wärmeanwendungen mit Wohlbefinden einher. Dafür können verschiedene Gründe namhaft gemacht werden. Einer dieser Gründe ist, dass die milden Wärmeanwendungen der thermoregulatorischen Notwendigkeit der Aufrechterhaltung der Körperkerntemperatur im physiologischen Bereich zwischen 35 bis 37 °C entgegenkommen. Deshalb muss in dieser Situation nur wenig Energie für die Thermoregulation bzw. Wärmebildung eingesetzt werden. Subjektive und emotionale Empfindungen der Anwendung von Wärme hängen damit zusammen, dass die von den der Thermorezeptoren ausgehenden Informationen in das limbische System und das Großhirn gelangen. Dabei spielt das limbische System vor allem für den emotionalen Anteil der thermischen Empfindung eine Rolle, während vom Großhirn die bewusste Empfindung, Interpretation, Bewertung usw. ausgehen.

Die gesundheitsförderlichen Wirkungen von Wärme stellen die Grundlage der Thermotherapie dar. Von dieser Sparte der physikalischen Medizin stammen auch jene Daten, die für die Beurteilung der Anwendung des Tepidariums herangezogen werden.

Zusammengefasst können somit folgende gesundheitsförderliche Wirkungen einer regelmäßigen Nutzung des Tepidariums genannt werden:

- *eine Verbesserung der Hautdurchblutung, die in allen jenen Fällen als gesundheitsförderlich angesehen werden kann, in denen Störungen der Hautdurchblutung vorhanden sind,*
- *eine Simulation der Schweißsekretion. Dies kann einerseits Auswirkungen auf die Haut selbst haben, andererseits aber auch eine Förderung der Hitzeakklimatisation bewirken,*
- *erwünschte Auswirkungen auf die verschiedenen Komponenten des Bewegungsapparates. Diese Auswirkungen sind unter anderem eine Verbesserung der Beweglichkeit und eine schmerzverminderte Wirkung. Solche Effekte sind bei den verschiedenen degenerativen und chronisch entzündlichen Erkrankungen des Bewegungsapparates von Bedeutung.*
- *eine Immunstimulierung dieser Wirkung ist wissenschaftlich nicht endgültig abgesichert, sondern wird in der Literatur über Wärmewirkungen als empirischer Effekt diskutiert. Der wissenschaftliche Nachweis einer immunstimulierenden Wirkung durch die regelmäßige Nutzung des Tepidariums ist von erheblicher praktisch-medizinischer Bedeutung, weil die körpereigene Abwehr in einen engen und vielfältigen Zusammenhang mit dem Gesundheitszustand des Menschen steht.*

- *eine Steigerung des Zellstoffwechsels. Dieser Effekt ist in der Literatur über die Thermotherapie beschrieben. Er hat bei jenen Zuständen eine gesundheitliche Bedeutung, bei denen eine solche Aktivierung des Zellstoffwechsels angezeigt erscheint. So können interzelluläre Reparaturvorgänge durch die Steigerung der interzellulären Stoffwechselvorgänge günstig beeinflusst werden.*
- *Adaptive Effekte, die mit vegetativen Umstellungen und einem Training der Thermoregulation einhergehen. Die vegetativen Umstellungen sind durch eine Stabilisierung und eine Tendenz zur Parasympathicotonie verbunden. Dadurch werden Erholungs- und Reparaturvorgänge im Organismus gefördert. Das Training der Thermoregulation bringt eine bessere Bewältigung thermischer Belastungen mit sich. Den, durch die regelmäßige Nutzung des Tepidariums hervorgerufenen adaptiven Effekten können daher gesundheitliche Auswirkungen zugeordnet werden.*

Wien am 27.4.2009
A.o. Universitätsprofessor Dr. W. Marktl,
Der Präsident für Physiologie und Pathophysiologie, der medizinischen Universität WIEN.

In diesem Zusammenhang wird vergleichsweise eine normale menschliche Verhaltensweise aufgezeigt, dass erst nach Kenntnis einer Behinderung oder einer Krankheit in einer **Ruinen-Ausgangslage,** der Mensch in der Regel eine Bestandsaufnahme zur Wiederherstellung der Gesundheit eine Gegensteuerung einleitet.

Eine schnelle Besserung ist hierdurch oftmals nicht mehr unmittelbar möglich und erfordert im natürlichen medizinischen Bereich, als auch im schulmedizinischen Bereich in der Regel eine zeitaufwendige Vorschaltung von regelmäßigen zielführenden Gesundheitsanwendungen zur Wiederherstellung einer hohen Lebensqualität in der Gesundheitserhaltung.
Erforderlich ist, hierfür oftmals eine einfache Wärmeenergieanwendung mit immunstimulierender Heilwirkung durch eine mögliche hochwirkende Thermoregulation in einem Gesamtbereichsumfang.
Wenn die Gesundheitshaltezeichen des menschlichen Körpers übergangen werden, sind Maßnahmen im Training unseres Nervensystems mit wechselwirkenden Stabilisierungstendenzen erforderlich.
Solche gesundheitsförderlichen und anpassungsfähigen sowie beruhigenden, möglichen Wärmeeinwirkungen kann zweifelsfrei eine
WÄRMEKAMMER, System: STAHLGRUNDOFEN, mit einer Sechsfachwirkungsfolge einwirkend erbringen.

Bei keiner Ergreifung von Gegenmaßnahmen greifen körperliche SCHADENSEINWIRKUNGEN:

- mehr und mehr, und vermindern abbauend,
- mehr und mehr, die Lebensgesundheitsqualität des Menschen !

Hinterfragt sollte deshalb werden, im Vorfeld einer Gesundheitserhaltung eine Überprüfung von dauerhaften Einwirkungen von raumklimatischen Einflüssen auf den menschlichen Körper, insbesondere in bewohnten Gebäuden im bautechnologischen Wirkungsbereich, mit positiven einwirkenden Baumaßnahmen für

- eine Belebung und für
- eine Entspannung **aller** Körperzellen,

damit eine Verbesserung der Lebensqualität ermöglicht wird, bzw. ermöglicht werden kann.

Im Jahresablauf haben wir reale Kälteeinwirkungen von ca. 7 bis 8 Monaten, durch das Großklima auf der Erdoberfläche mit Einwirkungen auf die **Innenräume** in unseren Gebäuden und damit mit einer bestimmenden Einwirkung auf die menschliche Gesundheit.

Daher ist nach Möglichkeit eine hochwirkende **Wärmeüberbrückung** dieser kalten Jahreszeit in unseren WOHN- und AUFENTHALTSRÄUMEN zwingend erforderlich durch eine brauchbare Wärmeenergieeinwirkung in den eigenen vier Wänden, mit einem zukunftssicheren Lösungsansatz, der teilwirkend oder aber auch dauerwirkend, zielwirkend angewendet werden kann.

Ein solcher realer Lösungsansatz ist gefragt zur Verbesserung einer Leistungssteigerung, als auch einer höheren **Lebenslust**, durch das
älteste Heilmittel der Welt, und dieser Bereichsumfang liegt vorzugsweise
im Bereich der Wärmeenergie bei einer Anwendung im Bereich:
Pur-Natur und Ur-Natur, in einer neuzeitlichen Anwendungsmöglichkeit in einer WÄRMEKAMMER,
System: STAHLGRUNDOFEN, mit einer Sechsfachwirkungsfolge, nach Ing. Franz TEIZER.

Wir sind nicht HILFLOS ausgeliefert und können selbstwirkende Gegenmaßnahmen zur Verbesserung unserer Gesundheit ergreifen durch eine Selbsttherapie, also einer Selbstheilbehandlung.

Auch die Politik wäre eingeladen, für eine wünschenswerte Informationsaufklärung und Wissensbildung der Bevölkerung eine gesundheitliche Einbringung vom Gesundheitswissen aufzugreifen und in einem nutzbringenden Umfang zum Wohle den Menschen anzubieten.

Beispielsweise durch eine nutzbringende WÄRMEANWENDUNG mit einer Sechsfachwirkungsfolge, durch eine Infrarotstrahlung im Gesamtbereich: **B** und **C,** in einer WÄRMEKAMMER: System: STAHLGRUNDOFEN zu ermöglichen für:

(1) eine gleichzeitige ganzflächige Infrarotstrahlenabgabe auf die gesamte menschliche Hautoberfläche im Gesamtinfrarotstrahlungsbereich: **B** und **C,** aus einem STAHLGRUNDOFEN mit einer
(2) gleichzeitigen thermischen Vernichtung aller Bakterien, Pilze und Viren im Bereich: **„rund um**" den STAHLGRUNDOFEN und dies ist hochwillkommen, in den Wintermonaten gegen grippale Infekte und des weiteren,
(3) in einer Infrarotstrahlungsabgabe: **C**, durch eine Rückstrahlung in dem begehbaren Raum der **Wärmekammer,** bestehend aus keramischen Wänden, Decken und Böden als auch,
(4) in einer weiteren Strahlungsabgabe: **C**, in die angrenzenden WOHN- und AUFENTHALTSRÄUME, wie bei einem europäischen Kachelofen, sowie
(5) in einer Infrarotstrahlungsabgabe: **C**, durch eine Rückstrahlung in die WOHN- und AUFENT-HALTSRÄUME,
zur Nutzung einer tauglichen Gesundheitserhaltung, und letztlich durch ein
(6) **Körperschwitzen** zur Ausscheidung von **Schadstoffen - Giftstoffen,** also von toxischen SCHLACKEN, GIFTE UND SÄUREN, die unter der menschlichen Hautoberfläche abgelagert sind und entsorgt werden können in einer **„ 3."** **Rangfolge** neben der Leber und Niere, für eine verbesserte Gesundheitserhaltung gegen mögliche krankmachende Krankheitserreger !

In der Vergangenheit wurde von naturverbundenen Bauern

mit Hausverstand,
als auch von Fachexperten mit hoher Wissensbildung,

bezogen auf die damaligen WOHN - und AUFENTHALTSRÄUME der Landbevölkerung im 19- ten Jahrhundert, als auch noch bis in die Mitte des 20 - ten Jahrhundert, der nachfolgende Satz geprägt und landläufig verwendet:

falsch geheizt ist halb gestorben !

Noch vor ca. 70 Jahren konnte vereinzelt der bestehende technologische Bestandumfang der armen Landbevölkerung in unserer Heimat festgestellt werden, von eiskalten WOHN - und AUFENTHALTSRÄUMEN, als auch von kalten Fußböden aus einer LEHM - OBERFLÄCHE in diesem Zeitbereich.

Anmerkung:

Wer kennt in der heutigen Zeit noch die sogenannten kristallinischen **EISBLUMEN** an den Innenseiten von Außenfensterverglasungen die sich gebildet haben von gesättigten Wasserteilchen der Innenraumluft von WOHN - und AUFENTHALTSRÄUMEN und durch tiefe Kältetemperaturen während den Nachtschlafzeiten in wunderschöne Eisblumen durch Natureinwirkungen anzusehen waren und geformt wurden ?

Diese armen Menschen mussten diese negativen baulichen Wohnanlagen hinnehmen, weil es keine Abhilfe gab, weder durch

- **Eigenleistungen** der Bewohner selbst, dieser Wohnanlagen, noch durch eine
- **Nachbarschaftshilfe** der Menschen aus nächster Umgebung und auch keine behördliche Hilfestellung damals erfolgt ist mit einer Unterstützung von
- **Fremdleistungen** in welcher Form auch immer, weil keine gesetzlichen Grundlagenvoraussetzungen vorlagen im Bereich der POLITIK, einer erlebbaren Volksherrschaft eines Demokratieverständnisses im Umfang einer unmittelbaren Demokratie mit Rechtschaffenheitserkenntnissen.

  Es fehlten für eine rettende WÄRMEENERGIEZUFÜHRUNG
  alle Voraussetzungen
  für eine Erhaltung der menschlichen Gesundheit.

Einfach ausgedrückt: es fehlte eine brauchbare WISSENSBILDUNG der Bevölkerung für eine wirkende Selbsthilfe.

Hierdurch waren hohe

- Krankheitseinwirkungen, als auch eine frühzeitige
- Sterblichkeit eine unausbleibende Folgeerscheinung und führte zu der fürchterlichen Feststellung in dieser Zeitvergangenheit:

- **falsch geheizt, ist halb gestorben !**

Wieder vereinfacht ausgedrückt: es fehlte eine brauchbare WISSENSBILDUNG für eine wirkende Selbsthilfe.

In der Gegenwart können wir nur hoffen, das die Zukunft in der JETZTZEIT eine verbesserungsfähige und hochwertige, taugliche, menschliche Gesundheitserhaltung ermöglicht werden kann, für eine verbesserungsfähige und steigerungsfähige mögliche, neuzeitliche mögliche bessere

KÖRPERENTGIFTUNG

von INNEN nach AUSSEN, durch eine
„3." Rangfolge, neben der Leber und der Niere durch eine Anwendung von Infrarotstrahlen: **B** und **C**, im Selbsttherapieanwendungsbereich durch
Körperschwitzen im Wärmebereich
und durch eine hochwirkende Verbesserung der Gesundheit im Atemluftbereich durch eine hochwertige Anreicherung von negativen IONEN,

zu einer besseren Körperfunktionsfähigkeit aller Körperzellen.

Eine diesbezügliche gesundheitliche gleichzeitige und gleichortige Gesundheitsanwendung verbessert einen Körperzellenaufbau im gesamten menschlichen Körper und ergibt in der Summenwirkung eine Senkung des Kostenaufwandes für eine Finanzierbarkeit der menschlichen Gesundheitserhaltung in der Gegenwart und Zukunft.

Die finanziellen Aufwendungen für eine Gesundheitserhaltung der Bevölkerung **steigen und steigen** laufend und werden immer mehr und mehr

UNFINANZIERBAR, weil keine
SELBSTHILFE angestrebt wird, bzw. umgesetzt werden kann, durch mögliche anwendbare Gesundheitsmaßnahmen zur Erhaltung der menschlichen Gesundheit mit einem tauglichen KOSTENNUTZENFAKTOR im

- RECHTSBEREICH, im
- INFORMATIONSTECHNOLOGIEBEREICH, sowie im
- MEDIZINBEREICH,

in wissenschaftlicher Übereinstimmung von WHO - Gesundheitsvorgaben, durch eine Umsetzung beispielsweise von NEUERUNGSGESUNDHEITSANWENDUNGEN,
damit die Gesundheitskosten nicht steigen und qualitätsmäßig sogar verbessert werden können.

Unsere moderne nutzbringenden WÄRMEGEWINNUNGSANLAGEN umfassen vorzugsweise Infrarotstrahlenheizungsanlagen, als gebrauchsfähige Kleinklimawärmeanlagen für eine umfassende Verbesserung der menschlichen Gesundheit, indem diese Anlagen eine natürliche Einwirkung bzw. Auswirkung auf alle menschlichen Körperzellen ausüben können, durch eine gleichmäßige Wärmeeinwirkung ohne einer Feinstaubverwirbelung und keiner Entstehung von Schimmelpilzbildungen, also physikalisch urgesund sind, bzw. sein müssen,
indem die Abstrahlungswellenlängen im Infrarotbereich: **B** und **C**, über bzw. von 1400 nm bis 1000000 nm liegen, und somit im gesundheitlichen
grünen **Best-Bereich** sich befinden.

Deshalb wird besonders angeführt, **Infrarotstrahlen im Gesamtstrahlungsbereich: B und C** sind in solchen Wärmegewinnungsanlagen im:

... niederenergetischen Bereich mit geringer
QUANTENENERGIE angesiedelt und sind
daher gesundheitlich UNGEFÄHRLICH !!!

Die Infrarotwärmeanwendungen im Gesamtbereich **B** und **C,** üben deutlich **höhere Effekte** auf den menschlichen Gesamtorganismus aus, als sonstige mögliche gesamtwirkende Anwendungsmöglichkeiten.

Entsprechend vorgenannter Ausführungsbegründungen ist eine Fragestellung erlaubt, gibt es ein besseres
anwendbares Gesundheitserhaltungssystem ?

Denn ohne einer Infrarotwärmeeinstrahlung, gibt es:

- Kein menschliches Leben und

- Keine menschliche Gesundheit weil keine Lebensvorgänge stattfinden können,

  mit positiven und immerwährenden gesundheitlichen dauerhaften Ein- und Auswirkungen !

Die **Infrarotstrahlen: B und C**, dringen ausreichend tief in die menschliche Hautoberfläche ein und entgiften den menschlichen Körper für eine bessere Gesundheitserhaltung.

Skizze ohne Maßstab über die Eindringtiefen in die menschliche Hautoberfläche

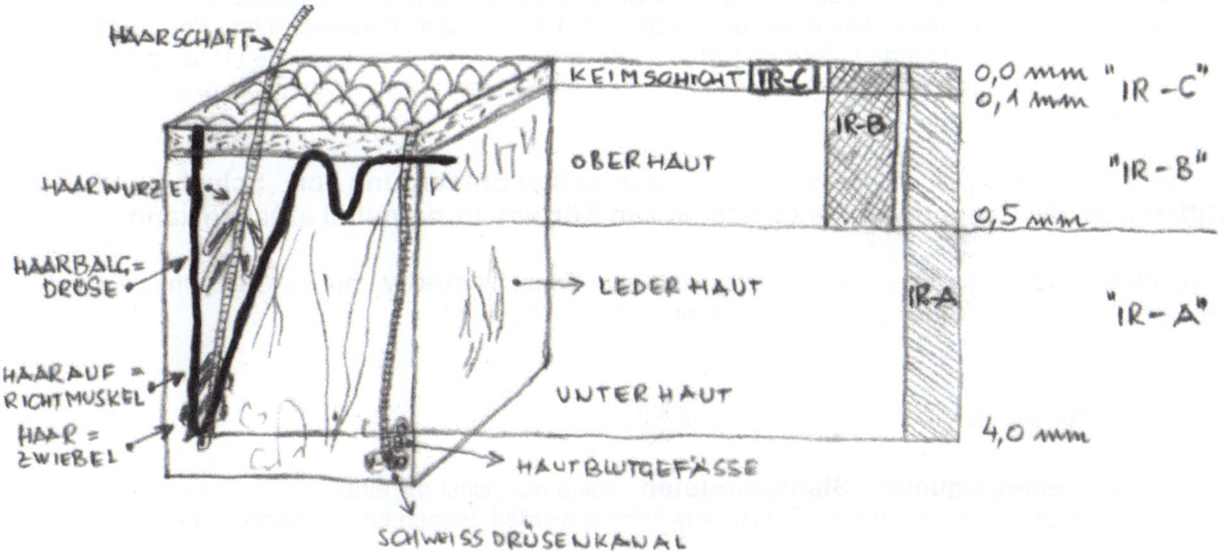

Obige Übersicht ist für **Jedermann** aussagekräftig und sollte beachtet werden.

Eine WÄRMEKAMMER, SYSTEM :
STAHLGRUNDOFEN gibt INFRAROTSTRAHLEN IM
GESAMTBEREICH**: B und C** ab.

Ein STAHLGRUNDOFEN als WÄRMEQUELLE ist
ein DUNKELSTRAHLER: und
gesundheitlich UNSCHÄDLICH und
BESTWIRKEND !

Die Infrarotstrahlen: **C**, dringen bis zu 0,1 mm in die gesamte menschliche Hautkeimschicht ein,
die Infrarotstrahlen: **B,**
dringen bis zu 0,5 mm in die gesamte Oberhaut ein,
die Infrarotstrahlen: **A,**

dringen tiefer ein, sind aber **nicht** wirkend erwünscht, wegen einer möglichen Schädigung der Augennetzhaut und einer verstärkten Hautalterung !

Die Infrarotstrahlen: **B** und **C**
entgiften in der „3." Rangfolge von Innen nach Außen den menschlichen Körper über die Hautoberfläche und bewirken hierdurch einen **Schwitzvorgang** für eine größtmögliche Gesundheitserhaltung und wirken in weiterer Folge auf den gesamten menschlichen Körper NUR positiv ein, weil die abgelagerten **Schadstoffe - Giftstoffe** unter der menschlichen Hautoberfläche entsorgt werden können und so nicht negativ die menschliche Gesundheit langzeitig einwirkend sehr massiv negativ schädigen können.

Wir sollten bewusst erkennen, **dass nur eine nachhaltige Entsorgung von Schad - und Giftstoffen die Gesundheit des menschlichen Körpers fördern und erhalten kann.**

Andernfalls wirken Krankheitserreger in verschiedenster Form **negativ** auf die Gesundheit ein und beeinträchtigen erheblich die Gesundheit des menschlichen Körpers.

Skizze ohne Maßstab:

Die **Energiequelle – Stahlgrundofen** sollte möglichst mit einer Scheit-Holzverbrennung vom Keller aus beheizt werden, wegen kurzer Wege und keiner Staubverwirbelung.

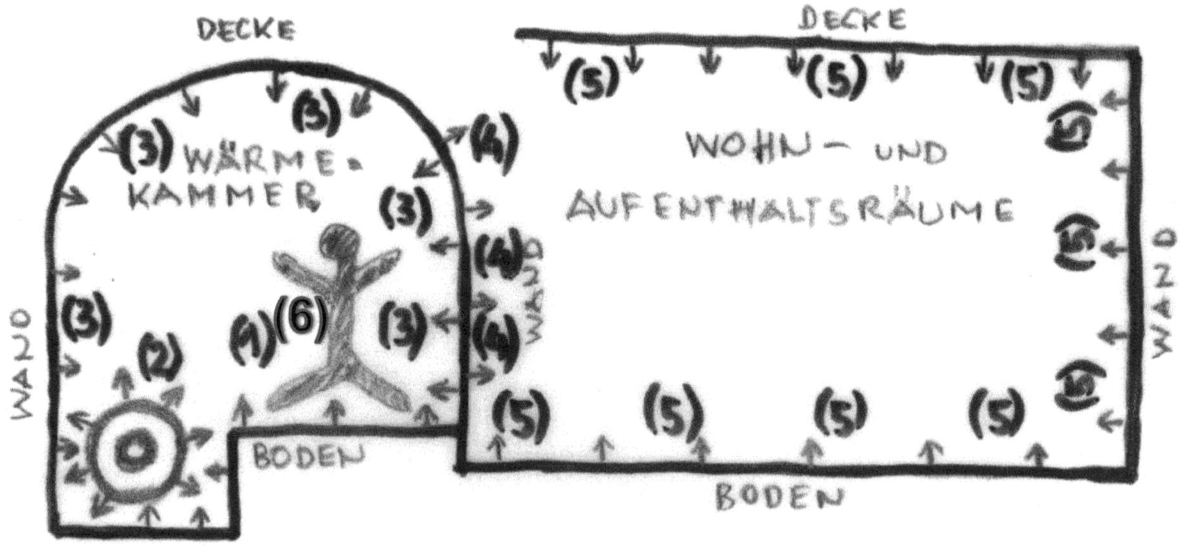

Die Wärmeenergieabstrahlung aus einem STAHLGRUNDOFEN wirkt nach der bezogenen oberen Skizze in der Wärmekammer :

(1) mit einer Infrarotstrahlung im Gesamtbereich: **B** und **C,** in der Wärmekammer ein, und wirkt
(2) mit einer Vernichtung ein,
„rund" um den STAHLGRUNDOFEN, gegen alle BAKTERIEN, PILZE und VIREN in der Atemluft und gleichzeitig auch gegen grippale Infekte, besonders wirkend in den Kältemonaten, und sind daher besonders begehrt und wirksam, in diesem Zeitraum, sowie
(3) mit einer Infrarotrückstrahlung im Bereich: **C,** von allen **Decken, Wänden und Böden** in den Innenraum der WÄRMEKAMMER.

- **Anmerkung zu Punkt (1) und (3) :** die Infrarotstrahlung im Gesamtbereich: **B** und **C**, wirkt bestmöglich im Lufttemperaturbereich von ca. +37 °C bis maximal +42 °C. Anzustreben ist der Temperaturbereich:
unter + 39 °C für ein Körperschwitzen zur
- **Entgiftung des menschlichen Körpers in der „3." Rangfolge, neben der Leber und der Niere,** von toxischen SCHLACKEN, GIFTEN und SÄUREN, die unter der menschlichen Hautoberfläche abgelagert sind, und

(4) in einer wirkenden Infrarotabstrahlung im Bereich: **C,** wirkt eine WÄRMEKAMMER, System: STAHLGRUNDOFEN wie ein herkömmlicher Kachelofen in die angrenzenden WOHN- UND AUFENTHALTSRÄUME mit Wärmeenergie ein
und

(5) in einer Infrarotrückstrahlung im Bereich: **C,** wirkt die Infrarotstrahlung wohlwirkend ein, in die WOHN- und AUFENTHALTSRÄUME, **zur Erwärmung der Baustoffmaterie und nicht der Luftwärme** und verhindert hierdurch eine Schimmelpilzbildung in unseren WOHN- und AUFENTHALTSRÄUMEN mit einer zusätzlichen Gesundheitseinwirkung größten Umfanges.

(6) Eine besondere Einwirkung erfolgt durch KÖRPERSCHWITZEN zur Ausscheidung von Schad - und Giftstoffen, also von toxischen SCHLACKEN, GIFTE und SÄUREN, die unter der Hautoberfläche abgelagert sind und entsorgt werden können, in einer **„3." Rangfolge** neben der Leber und der Niere mit weitreichenden Einwirkungen der menschlichen Gesundheitserhaltung.

Die Strahlungseinwirkungen durch Infrarotstrahlen in die angrenzenden Wohnräume nach Punkt: (4) und (5), wirken wie bei einem europäischen Kachelofen, durch eine **gleichmäßige** WÄRMEEINWIRKUNG mit Infrarotstrahlung: **C**, und somit **ohne** der Möglichkeit einer Schimmelpilzbildung und einer Feinstaubverwirbelung, und führen zu einem wohlfühligen Wärmehaushalt des menschlichen Körpers, und zu beglückenden angenehmen Wärmewohnraumwohlgefühlen !!!

Allgemeines Wissen über UV-Strahlen:

Die Wirkung von UV-Strahlungen auf den Menschen im Bereich **UV-B** und **UV-A** wirken 10 000-fach höher, als Infrarotstrahlungseinwirkungen: **B** und **C**.

Der **Stand der Wissenschaft** ist:

- die Einwirkung einer Infrarotstrahlung: **A**, erreicht die Netzhaut der menschlichen Augen, als auch die gesamte menschliche Hautoberfläche und verursachen große schädliche Ein- und Auswirkungen, die unerwünscht sind, bzw. erfordern zwingend eine Schutzmaßnahme,
- die Einwirkung einer Infrarotstrahlung im Gesamtbereich: **B** und **C**, aus einer WÄRMEKAMMER, System: STAHLGRUNDOFEN erreicht **nicht** die Grenzwerte der WHO und wirkt als sogenannter Dunkelstrahler und deshalb gibt es
keine schädigenden Ein- und Auswirkungen.

Nachgewiesen ist diese Aussage außerdem durch wissenschaftliche Prüfungsergebnisse des Forschungszentrum SEIBERSDORF, SEIBERSDORF-LABORATORIES, NIEDERÖSTERREICH, durch eine Beauftragung von Herrn Ing. Franz TEIZER, mit positiven Prüfungsergebnissen.

Nachfolgend werden die Eindringtiefen der solaren Strahlungen in die menschliche Hautoberfläche dargestellt.

Diese Übersicht ist für **Jedermann** aussagekräftig und sollte beachtet werden:

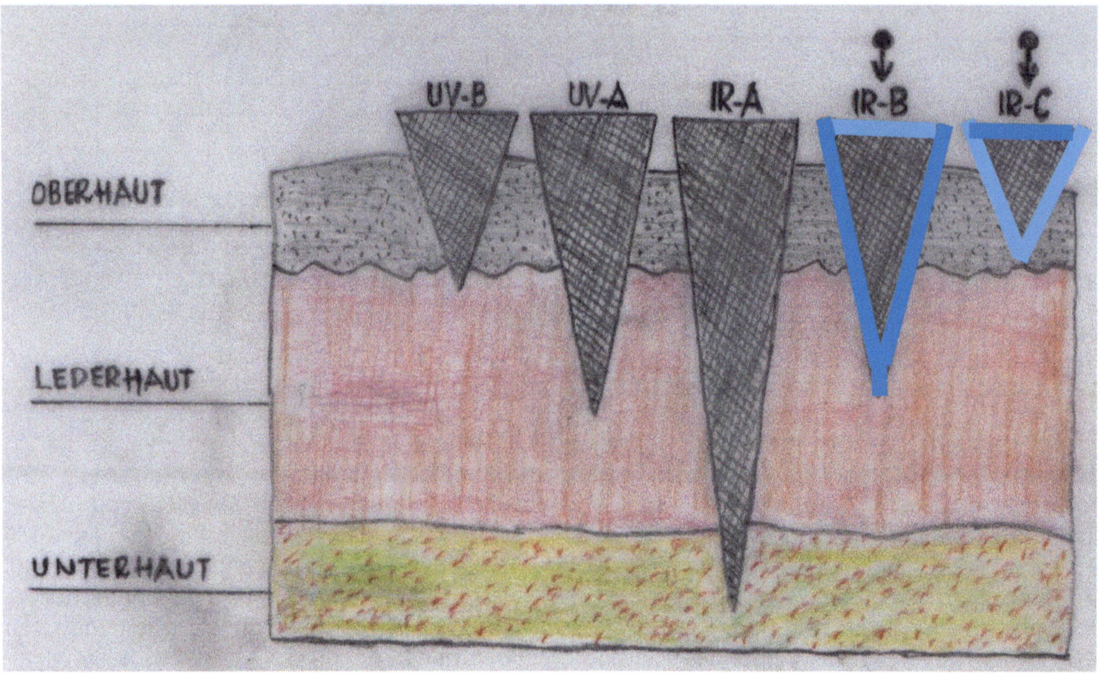

Eine vorzeitige, menschliche Hautalterung oder Schädigung mit Infrarotstrahlen im Gesamtbereich: **B** und **C,** ist nach **den WHO Grenzwerten nicht** möglich, und deshalb ist eine Schutzmaßnahme nicht erforderlich.

Eine Wärmekammer nach System: Ing. Franz TEIZER

wirkt positiv und ganzheitlich in der Gesundheitsvorsorge mit Infrarotstrahlen durch **acht Pluspunkte:**

(1) eine Ganzkörperbestrahlung auf die gesamte menschliche Hautoberfläche mit Infrarotbestrahlung im Gesamtbereich: **B und C,** in direkter und indirekter Bestrahlung, also eine Primär- und Sekundärbestrahlung, siehe die nachfolgende Darstellung.

FESTSTELLUNG:
Der Stahlgrundofen kann als Temperaturstrahler angesehen werden. Dadurch kann die vom Stahlofen abgegebene spektrale Strahlungsleistung mit Hilfe des Planck'schen Strahlungsgesetzes modeliiert werden. Bei einer Oberflächentemperatur der Außenstahlflächen von 300 °C emittiert der STAHLGRUNDOFEN ein Spektrum wie der in nachfolgenden Abbildung ersichtlich dargestellt ist:

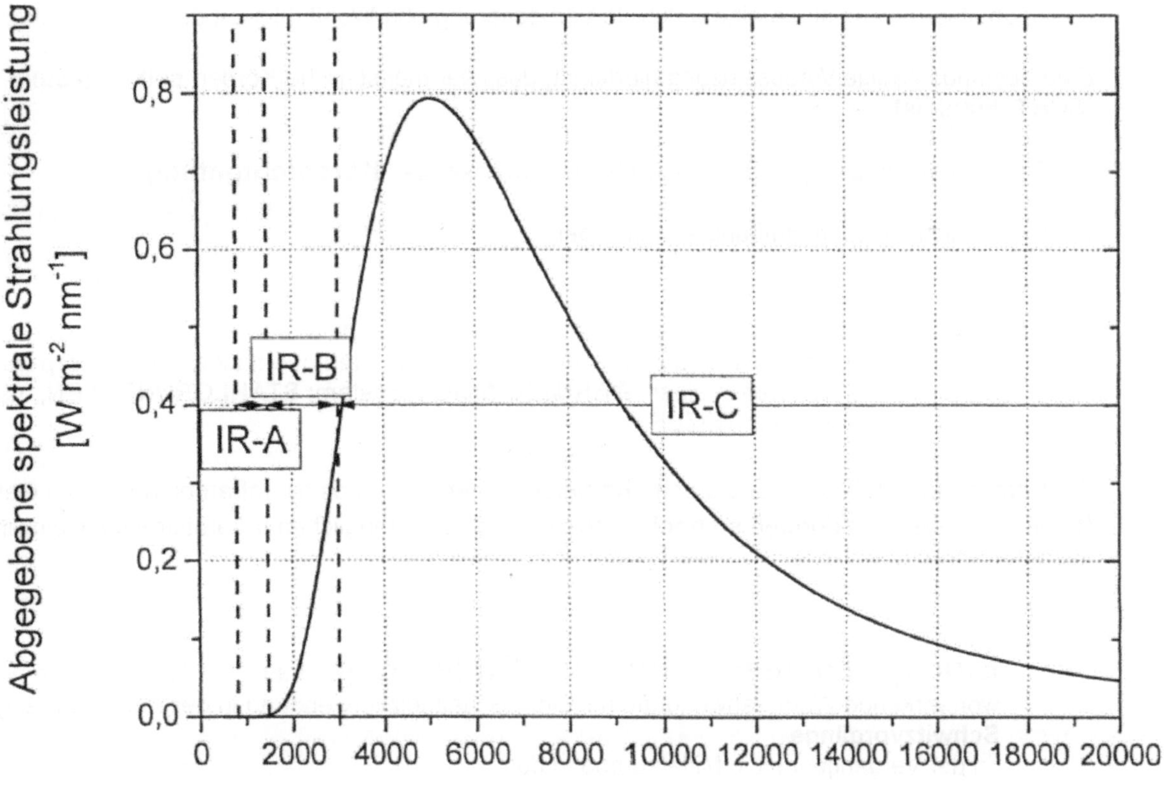

x-Achse: Wellenlänge [nm]

Quelle: Prüfbericht Forschungszentrum - SEIBERSDORF - NIEDERÖSTERREICH

(2) In einer Selbsttherapie durch Selbstbestimmung kann eine höhere und stufenlose, sowie übergreifend wirkende Hauteindringtiefe durch die Gesamteinwirkung von Infrarotstrahlen: **B** und **C,** positiv auf den menschlichen **Körper** einwirken.

(3) In einer großen Vernichtungsmöglichkeit von Bakterien, Pilzen und Viren, insbesondere im Bereich **rund um den STAHLGRUNDOFEN** ist dieser Umstand besonders wirksam in den Wintermonaten und hilfreich gegen **grippale Infekte**, bei einer Anwendung in den eigenen **vier Wänden.**

(4) In der Erzeugung von Wärmeenergie durch eine CO2-Umwelt-Neutralität.

(5) In einer stufenlosen Selbststeuerung in der Erzeugung von Infrarotstrahlen im Gesamtbereich **B** und **C,** durch eine geeignete Sauerstoffzuführung vom Außenbereich in den Innenbereich der WÄRMEKAMMER, als auch in die WOHN- und AUFENTHALTSRÄUME durch Rohrzuluftleitungen.

(6) In einer gleichzeitigen Doppelnutzung von Wärmeenergie für die Gesundheitserhaltung, als auch zur Beheizung von WOHN- und AUFENTHALTSRÄUMEN in Gebäuden.

(7) In einer Anwendung an jeden Ort der Erde, **ohne** Netzwerke durch eine eigene und persönliche Einbringung in einer Selbsttherapie, beispielsweise in der Energieerzeugung einschließlich in einer natürlichen bzw. physikalischen Energieverteilung. Vor allem, ohne jede Abhängigkeit wie zu Zeiten der **Steinzeitmenschen**, bestwirksam und einfach anwendbar, **auch in der Jetztzeit, mit einem hohen Kostennutzenfaktor,** durch eine einfache Umsetzbarkeit.

(8) Körperschwitzen zur Ausscheidung von Schadstoffen - Giftstoffen, toxische SCHLACKEN, GIFTE und SÄUREN, die unter der menschlichen Hautoberfläche abgelagert sind und entsorgt werden können in einer **„3.“ Rangfolge** neben der Leber und der Niere mit einer verbesserten Gesundheitserhaltung.

Alle möglichen Wärmeeinwirkungen beeinflussen in jeder Hinsicht die menschliche Gesundheit im physischen, körperlichen Bereichsumfang **positiv** !

Die positiven **Ein- und Auswirkungen** von Wärmeenergie auf den Menschen sind allgemein wissenschaftlich anerkannt und beeinflussen wesentlich **alle Körperzellen** daher positiv in der Gesundheitserhaltung durch eine wirkende Verbesserung und Wohlfühligkeit des menschlichen Körpers.

Eine bestandsmäßige Voraussetzung hierfür ist, dass der menschliche Körper **selbst-gesund ist und NICHT krank ist.**

Zur Gesundheitserhaltung trägt wesentlich eine umfassende **Körperentgiftung** bei !

Die menschliche Körperentgiftung erfolgt in der:

- ersten Rangfolge über die Leber, in der
- zweiten Rangfolge über die Niere, und in der
- dritten Rangfolge über die menschliche Hautoberfläche durch **Körperschwitzen**, am besten in einer **WÄRMEKAMMER,** System**: STAHLGRUNDOFEN,** nach System: Ing. Franz TEIZER.

Die Körperschweißabsonderung durch Körperschwitzen ist durch die Infrarotstrahlung im Gesamtbereich: **B** und **C**, mindestens **doppelt so hoch**, infolge einer höchstmöglichen Infrarotstrahlungseinwirkung auf die gesamte Körperoberfläche, als **NUR** im Infrarotbereich: **C**.

Eine große geschichtliche Bedeutung hatte sonderbarerweise eine wohlwirkende Wärmeanwendung mit einer Scheitholzverwendung in der Energieerzeugung durch **Schwitzvorgänge**
in der Vergangenheit in Mitteleuropa in der

OBERSTEIERMARK in **IRDNING**, MITTELEUROPA ,

durch ehemaligen funktionstüchtigen **Schwitzbadehütten** in der Gesundheitsvorsorge- und Gesundheitserhaltung durch eine familienausgerichtete Anwendung durch den Hausverstand der dortigen lebenden Bauern in Eigenanwendung, ohne Fachexperten.

Lange ist es her, seit es in der Obersteiermark auf den meisten Bauernhöfen noch sogenannte Schwitzbadeanlagen gab, durch die Anwendung eines **gesunden Hausverstandes** der dort lebenden Bauern.

Auch in vielen **europäischen Großstädten und Siedlungszentren** gehörten damals Badestuben und Bader zu den gewohnten Badeeinrichtungen.

Die Badestube war:

- Ordination,
- sozialer Treffpunkt und
- Körperpflegestation in einer Gesamtanwendungssumme.

Nicht immer gab es Geschlechtertrennung in den Badestuben, weshalb die **katholische Kirche,** als auch die Obrigkeit wegen der Ausbreitung der Geschlechtskrankheit **Syphilis,** damals regelmäßig Bedenken geäußert hat.

Ab dem 16. Jahrhundert verschwand diese Praxis allerdings **nach und nach,** aus welchen Gründen auch immer,
und die Badehütten wurden oft zu **Flachsdörrhütten** umfunktioniert.
Durch diese Maßnahme, der Schließung dieser hochwertigen Gesundheitseinrichtungen, litt die Hygiene und die Körpergesundheit der dort lebenden Menschen zusehends durch eine gezielte

Körperfeindlichkeit, unglaublich aus heutiger gesundheitlicher Beurteilung !!!

Die Energieströme,

im menschlichen Körper wirken immerwährend in einer natürlichen Wechselfolge ein, einerseits durch einen gezielten **Aufbau** von Lebensenergie, und andererseits durch einen natürlichen **Abbau** von Lebensenergie.

Infolge dieser Tatsache ist eine kostengünstige immerwährende Aufrüstung von Energieströmen für eine Lebenswohlfühligkeit bzw. Lebenszufriedenheit von großem Vorteil für die Gesundheitserhaltung des Menschen.

Der Aufbau als auch der Abbau von Lebensenergie erfolgt durch:

- Stoffwechselvorgänge in der eigenen Körperenergieerzeugung, durch unsere Körperzellen und Körperorgane in der Aufnahme von Nährmittel und der nachfolgenden erforderlichen
- Entsorgung der anfallenden Abfallstoffe einschließlich der notwendigen Entgiftung des Körpers in allen Zeitfolgen und allen Lebensbereichen von **Geburtsvorgang bis zum Ableben** in alle **real** wirkenden Zuordnungen und Strukturierungsbereichen des menschlichen Körpers.

Die Zeitfolgen von Energieströmen mit positiven und negativen Zeitabläufen umfassen alle Lebensbereiche, in allen Zeitabfolgen unserer Lebensgestaltung und zeigt in der Summe alle realwirkenden **Zuordnungen und Strukturierungen auf** .

Deshalb ist Vertrauen verbunden mit Demut gefragt, in einer Verbundwirkung von Wissensanwendungen im Bereich der Gesundheit mit Gewissen, sodass eventuelle erforderliche Lebensveränderungen in einer neuen Lebensgestaltung positive Folgeergebnisse gestaltungsmäßig erbringen können in einer erreichbaren Zielsetzung einer positiv angesteuerten Gesundheitsausrichtung.

Denn jeder MENSCH ist nur so gesund, wie seine KÖRPERZELLEN und ORGANE in allen Bereichsebenen es sind ...

Eine WÄRMEKAMMER, System: STAHLGRUNDOFEN, dient dem Zwecke einer Verbesserung der Lebensgestaltung im Wohlfühleinwirkungsbereich zur Auftankung von Energieströmen mit Wärmeeinwirkungen, bestmöglich durch Infrarotstrahlen im Gesamtbereich: **B** und **C.**

Beachten wir **nutzbringend diese real-wirkenden Einflüsse** im Bereich von natürlichen erzeugten Infrarotstrahlen, in einem möglichen und umsetzbaren Wirkungsumfang, weil diese gesundheitsförderlichen Einwirkungsmaßnahmen
im niederenergetischen Bereich mit geringer Quantenenergie angesiedelt sind,
und daher wissenschaftlich nachgewiesen bedenkenlos angewendet werden können
und als ungefährlich gelten !

Unser Gehirn ist der beste Kontrollmechanismus im immerwährenden Kreislauf für einen gesunden Körperaufbau !

Eine Gesundheitsvorsorge im thermischen Energiebereich durch ein selbstgesteuertes **schwitzen** bewirkt größtmögliche

Reinigung und Entgiftung über die Körperhaut als „3." Rangstufe, ergänzend zur **Entgiftung durch die Leber und der Niere** !

Daher sollte weltweit gelten :

Die Gesundheit des Menschen, kann gezielt durch Selbsttherapie gefördert werden und wäre hierdurch keine **ZUFALLSERSCHEINUNG !**
Die menschliche Gesundheit sollte beeinflusst werden mit nutzbringender INFORMATIONSTECHNOLOGIE, gegen einen Ausbruch von krankmachenden, negativen Gesundheitseinflüssen und könnte aus diesem Grunde durch Vorsorge und Stärkung des menschlichen IMMUNSYSTEMES eine kampfbereite Abwehr umsetzen von krankmachenden negativen Gesundheitseinflüssen mit dem Effekt
einer Lebensverbesserung verbunden mit einer Lebensveränderung zur Erhaltung einer besseren menschlichen GESUNDHEIT !

Wir können selbst sehr viel beitragen zur Erhaltung unserer **Gesundheit** !

Eine Auflistung von großen **Kosteneinsparungsvorteilen** kann erbracht werden durch eine Gesundheitsanwendung einer **WÄRMEKAMMER,** System: **STAHLGRUNDOFEN** wie zuvor beschrieben durch:

- eine Verringerung von medizinischen Behandlungskosten, durch vorbeugende Maßnahmen für eine Gesundheitserhaltung,
- keiner Einschaltung von Fachexperten in der medizinischen **Grundversorgungsebene,** durch eine Selbsthilfe einer Naturbehandlung,
- eine Einsparung von Medikamentenkosten durch eine Naturbehandlung ohne **NEBENWIRKUNGEN**,
- eine Krankenkassen- und Verwaltungskosteneinsparung,
- eine Einsparung von Reise- und Zeitaufwendungen zu gesundheitlichen Behandlungseinrichtungen **aller Art** und sorgt bei Bedarf vor,
- **für eine natürliche Wiedergewinnung der Gesundheit und Lebensqualität !!!**

In der Summe ist bei einer regelmäßigen Nutzung einer WÄRMEKAMMER, System: STAHLGRUNDOFEN, mit einer Sechsfachwirkungsfolge, eine

gewaltige KOSTENEINSPARUNG

im Bereich der Volksgesundheitsvorsorge und der persönlichen Gesundheitserhaltung erzielbar bzw. möglich !!!

Die großen Mediziner erkannten

schon früh **Biotope Wirkungsfaktoren**, mit einem gewaltigen Einfluss des Groß- und Kleinklimas, zu den unterschiedlichen biologischen Prozessabläufen der Lebensbedingungen schlechthin, und **somit auf die Auswirkungen der menschlichen Gesundheit im Gesamtumfang der Vorbeugung in der Gesundheitserhaltung**.

Diese großen Mediziner sind:

- HYPOKRATES
- PARACELSUS
- LEIBNITZ
- Alexander von HUMBOLDT
- Marx von PENTENKOFFER usw.

Und wo stehen wir heute in der **Beurteilung und Wertung** zu vorgenannten Ausführungen und Feststellungen ?

Wer kennt die

- Wirkungen und
- die großen Zusammenhänge

von

- **Großklima** auf der Erdoberfläche und
- **Kleinklima** in unseren WOHN- und AUFENTHALTSRÄUMEN in wissenschaftlichen Bewertungszuordnungen, durch statische Auswertungen und Vergleichsbeurteilungen ?

Gibt es wissenschaftliche Aufzeichnungen, Statistiken, zahlenmäßige Erfassungen diesbezüglicher Wissensgrundlagen der Erfassung von IST - WERTE - AUSWERTUNGEN, insbesondere bezüglich einer Atemluftverbesserung in unseren Gebäuden bezogen auf die WOHN- und AUFENTHALTSRÄUME in der Gesundheitsvorsorge und Gesundheitserhaltung ?

Gibt es einen für Jedermann zugänglichen Überblick solcher **Wärme-Kälte-Klima** Bewertungen durch Forschungsergebnisse oder Ranglisten mit einem finanziellen **Hintergrund von Kosten und Nutzen**
Aufwendungen zur Errichtung von gesundheitsförderlichen biologischen Gebäudeanlagen, in wissenschaftlichen Bereichszuordnungen von Bauausführungserkenntnissen in einer Gesundheitszuordnung ?

Die Informationstechnologie der **Baubiologie** sollte verbunden angedacht werden in allen Verzahnungsbereichen zwischen der Summe der:

- o Baugestaltung, sowie der
- o Wohnraumgestaltung in der Bezugsbezogenheit zur Gesundheitserhaltung der Bewohner von Gebäudeanlagen.

Es sollte eine brauchbare **Werteeinbringung** für eine Gesundheitserhaltung zielbezogen angedacht werden für eine Ausführungsumsetzung zur Erhaltung der Gesundheit im Bereich der **Informationsvermittlung, durch eine nutzbringende Wissensbildung und Aufklärung.**

Dieses Angebot der **Informationstechnologie wäre durch die Politik** zum Wohle der Bevölkerung in der Gestaltungsebene behördenrechtlich durch Beurteilungen und Bewertungen **offen zu legen**.
Insbesondere sollten Neuerungen im Bauwesen zum Nutzen der menschlichen Gesundheit behördenrechtlich besser aufgeschlossen gefördert werden, damit im Endergebnis ein hoher Kostennutzungseffekt im Gesamtumfang einer Gesundheitsvorsorge für die Bevölkerung erzielt werden kann, durch eine höherwertige Gebäudeausführung im Bereich der Baubiologie.

Bei einer Nutzungsanwendung einer WÄRMEKAMMER, System: STAHLGRUNDOFEN, durch einen hohen Bevölkerungsanteil wäre das angestrebte Ergebnis zweifellos eine große und hohe Kosteneinsparung, die verbunden wäre mit einer Verbesserung der Lebensqualität des Menschen durch ein

- **Wohnraumwärmewohlgefühl** der Bewohner in diesen Gebäudeanlagen, sowie einer
- Steigerung von geistiger und körperlicher Leistungsfähigkeit in Verbindung mit
- weniger Arbeitszeitausfällen durch
- weniger Krankenstände und letztlich auch einer hohen Zeit – und Kosteneinsparung.

Erforderlich ist NUR eine geistige Anwendung von Bewusstseinswissen in der Umsetzung durch eine taugliche Wissensanwendung.

Eine Unterstützung durch Verantwortungsträger in der Politik wäre eine wünschenswerte Grundvoraussetzung für eine umfassende Erfolgserzielung einer verbesserten Volksgesundheit, nachdem alle erforderlichen positiven Prüfergebnisse im Bereich der Physik und der Medizin wissenschaftlich geprüft vorliegen und eingesetzt werden können für eine umfassende und gebrauchstaugliche, massentaugliche Anwendung.

Die Gesundheitserhaltung im erforderlichen Vor - und Nachsorgebereich muss nicht teuer sein und sollte nach Möglichkeit in **Pur-Natur** und **Ur-Natur** erfolgen mit wohleinwirkenden Infrarotstrahlen: **B** und **C**, in einer Sechsfachwirkungsfolge für eine hochwertige Gesundheitsvorsorge des Menschen in allen Bezugsbereichen.

Eine kostengünstige und natürliche Energiequelle kann systemmäßig genützt werden in einer WÄRMEKAMMER, System: STAHLGRUNDOFEN, mit einer Sechsfachwirkungsfolge in Verbindung mit einem hohen Kostennutzenfaktor und einem hohen Wirkungsgrad in einer wirkenden Vergleichsprüfung zu herkömmlichen :

(1) Sauna – Anlagen oder
(2) Infrarot - Kabinen – Anlagen.

Die vorhergenannten Ausführungsanwendungen nach Punkt (1) von Sauna-Anlagen und (2) von Infrarot-Kabinenanlagen umfassen Wärmeanwendungen vornehmlich im Infrarotbereich: **C**, während eine **WÄRMEKAMMER, System: STAHLGRUNDOFEN**, mit einer Sechsfachwirkungsfolge, nach Ing. Franz TEIZER, den **gesamten INFRAROTBEREICH**: **B und C,** erfasst und daher aus diesem Grunde höchstwirkend auf die Gesundheit des Menschen einwirken kann, mit einer SECHSFACHWIRKUNGSFOLGE durch einen möglichen SCHWITZVORGANG mit einer Ausscheidung von der unter der Hautoberfläche abgelagerten Schadstoffen und Giftstoffen.

Der körperliche Arbeitsaufwand mit gespeicherter SONNENENERGIE lohnt sich MEHRFACH durch die Nutzung einer WÄRMEENERGIE im natürlichen und selbststeuerbaren Gesamtumfang mit **SCHEITHOLZ** !!!

Eine geschichtliche Vergleichsbeurteilung aller Entwicklungsstufen der Menschheit ist durch die vorbeschriebenen geschichtlichen WÄRMEANWENDUNG FÜR JEDERMANN leicht möglich.

DER STEINZEITMENSCH hat eine WÄRMEANWENDUNG durch eine

Wärmeabstrahlung eines offenen FEUERS durch

- sein **Instinkt, in**
- PUR-NATUR angewendet, nämlich durch:
- **HINSETZEN und WOHLFÜHLEN, ohne Nebenwirkungen** !

Jede Strahlungsheizung umfasst, durch die abgestrahlten Infrarotstrahlen, eine positive Wirkung im Infrarotstrahlungsbereich und hierdurch bleibt die Atemluft real frisch und unverbraucht.

Dieser Vorgang erfolgt einerseits durch die abgestrahlten Infrarotstrahlen, durch eine Aufheizung der Materie in den Innenräumen der WOHN- und AUFENTHALTSRÄUMEN und andererseits wird die Innenraumluft größtmöglich wohlfühlend weitgehend erhalten innerhalb der Gebäude. Gleichzeitig wirkt, die einwirkende Raumwärme positiv in der Empfindung durch eine Infrarotwärmestrahlung direkt und indirekt auf den menschlichen Körper positiv ein.

Die Raumtemperatur kann außerdem niedriger gehalten werden und ein **Wohlfühlwirkungsfaktor** setzt wirkend ein, all dies ist
vorteilhaft für eine bessere Lebensqualität mit trockenen Innenwänden, ohne einer
Schimmelbildungsmöglichkeit in unseren WOHN - und AUFENTHALTSRÄUMEN.
Statistisch weisen ca. 25 % aller WOHN- und AUFENTHALTSRÄUME, Schimmelsporenpilzbildungen auf.

Alle Konfektionsheizungen wirken im Prinzip dem menschlichen Bedürfnissen und der Gesundheit vollkommen konträr entgegen und sind aus dieser Begründung, als **nicht** bestwirkend zu bezeichnen.

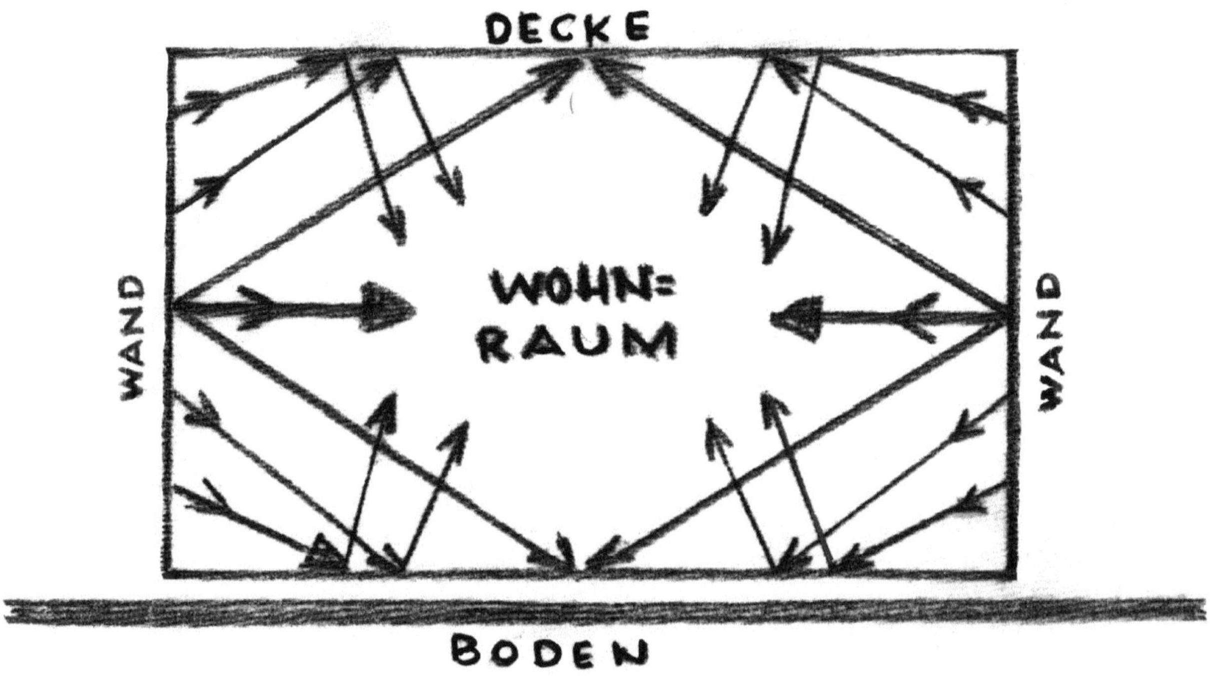

Eine Beheizung mit Infrarotstrahlen wirkt wechselweise in WOHN- und AUFENTHALTSRÄUMEN in **allen Richtungen auf alle festen Körper ein,**
ähnlich von bestrahlten Beton- oder Ziegelwandflächen, die von der **Sonne** bestrahlt werden und erbringen eine gleichmäßige niedrigere Wohlfühltemperatur, durch eine wirkende Wärmeeinwirkung der Wärmeenergie eines europäischen Kachelofens, mit Infrarotstrahlen im Bereich: **C**, in den Innenräumen von WOHN- und AUFENTHALTSRÄUMEN , ohne

- Zugluft und
- Staubverwirbelungen und dies entspricht den Bedürfnissen aller Lebewesen zur bestwirkenden Gesundheitserhaltung.

SEBASTIAN KNEIPP:

„Wer nicht Zeit hat, täglich eine Weile der Pflege seines Körpers widmen zu können, wird Zeit haben müssen, vielfach kränklich und anfällig, Tage, Wochen und Monate hindurch ernstlich krank zu sein. Je gesünder und kräftiger der menschliche Leib ist, umso frischer und leistungsfähiger wird auch der Geist sein.“

Diesen **Aussagen** ist nichts hinzuzufügen.

Strahlenklimatische Infrarotstrahleneinflüsse

Eine große strahlenklimatische Einwirkung im atmosphärischen Bereich erfolgt auf den menschlichen Körper im **Bio-Klimabereich** auf der Erdoberfläche, sodass der lebende menschliche Körper Schutzmaßnahmen zur Erhaltung der menschlichen Körperfunktionen benötigt und anwendet und diese umfassen in der

- **ersten** Ebene die natürliche menschliche **Hautoberfläche** und in der Ergänzung hierzu, in der
- **zweiten** Ebene eine weitere Oberflächenschutzmaßnahme in Form einer **Bekleidung** zur Erhaltung der Körpertemperatur im Bereich: +36 °C bis +37 °C, und letztlich in der
- **dritten** Ebene einen umfangreichen und umfassenden SCHUTZ gegen die wirkenden „Bio-Klima-Einflüsse“ auf der Erdoberfläche, durch geeignete Baumaßnahmen zur Erhaltung einer gleichmäßigen Innentemperatur durch geeignete und geprüfte Baustoffe in der Erstellung von Wohngebäuden.

Die Außenoberflächen von **baulichen Anlagen** sollen eine natürliche Wärmedämmung, als auch eine brauchbare Wärmespeicherung aufweisen und im Innenbereich der Gebäude wäre eine zusätzliche Wärmequelle, beispielsweise eine WÄRMEKAMMER, System: STAHLGRUNDOFEN mit einer Sechsfachwirkungsfolge ein höchstbrauchbarer Lösungsansatz zur Erhaltung eines Wärmegleichgewichtes in Verbindung mit einem Wärmewohlfühlempfinden für eine hochwertige Lebensgestaltung der Gesundheitserhaltung des menschlichen Körpers wirksam wünschenswert.

Dieses uralte natürliche Grundwissen der Erhaltung des Wärmeausgleiches des menschlichen Körpers, greift derzeit nicht höchstwirksam und umfassend, sowie ausgewogen, in der Aufgabenstellung in der Gesundheitsvorsorge.
Stattdessen wird in der derzeitigen Gesundheitsvorsorge in der Praxis eine gewaltige Chemieeinwirkung in der schulmedizinischen Grundausrichtung, ohne Ergreifung von Verbindungsbrücken zur Naturheilkunde, angewendet.

Das hohe Wissen der Naturheilkunde der Vergangenheit blieb, aus welchen Gründen auch immer, nicht im erforderlichen Umfang angewendet und blieb nachhaltig unerkannt bzw. verschollen in der Vermittlung einer tauglichen, natürlichen und positiven Gesundheitsanwendung für eine Verbesserung der menschlichen Gesundheit, beispielsweise durch die Anwendung von kostengünstigen Infrarotstrahlen: **B** und **C**.

Vergleichsweise ist die gleiche Ausgangslage festzustellen in der Gesundheitsausrichtung bei keiner Ergreifung einer Verbesserung der Atemluftanwendung durch eine Nutzung von

negativen IONEN

mit immensen gesundheitlichen Vorteilen einer Einwirkung bzw. Anwendung dieser hochwertigen Atemluft die natürlich angeboten wird bei:

- **Wasserfällen**, oder auch nach einem
- **Gewitter**, oder an
- **Meeresstränden**, oder an
- **Seeufern,** oder auch in
- **Wäldern** und **Parkanlagen,**

die in der Wirkung eine hohe gesundheitliche Aktivität aufweist, mit einer frischen und entspannten Luftqualität, die merklich durch den menschlichen Körper erkannt wird und bestwirkend spürbar ist mit einer plötzlichen Anhebung einer Wohlfühlenergie durch einen natürlichen

HAPPINESS – EFFEKT des menschlichen Körpers.

Die Römer beispielsweise nützten ihre Tepidarien bewusst zur:

- Gesundheitsvorbeugung, und zur
- Gesundheitserhaltung, als auch zur
- Krankenpflege der Bevölkerung, sowie zur
- Pflege von verwundeten römischen Kriegern, damals vor ca. 2000 Jahren in einer **natürlichen Heilkundeanwendung** durch die Infrarotstrahlungswärme: **C**, in ihren Tepidarien und erkannten die hervorragende Wirkung von Infrarotwärmestrahlungen zur Linderung von Schmerzen und zur Körpergesundheitsvorsorge, sowie der Gesundheitspflege.

Die NATURHEILTHERAPIE ist gekennzeichnet durch eine Einbeziehung von größtmöglichen naturbezogenen Anwendungsmöglichkeiten von unüberbietbaren Erkenntnisquellen mit erprobten und gesicherten, langzeitlichen Erfahrungswerten im empirischen Bereich mit einem größtmöglichen

KOSTENNUTZUNGSFAKTOR.

Unsere WOHN - und AUFENTHALTSRÄUME haben mit Sicherheit einen großen Einfluss auf unsere

- Lebensführung und
- Lebensqualität und dieser Einfluss wirkt besonders ein, während des überwiegenden Aufenthaltes in diesen Räumlichkeiten während der kalten Jahreszeit, in den Zeiten der Beheizung der WOHN- und AUFENTHALTSRÄUME, von ca. 7 bis 8 Monaten im Jahr.

In diesem Zeitraum wirken besonders auf den Menschen elektromagnetische und elektrische Kraftfelder durch Installationen in verschiedenen Zusammensetzungen, Intensitäten und Frequenzen mehr oder weniger in einer Gesamtsumme ein.

Diese beschriebenen Einwirkungen wirken in allen WOHN- und AUFENTHALTSRÄUMEN in gestaltungswirkender Form erheblich auf den menschlichen Körper ein und bestimmen dadurch die erlebte und gelebte Lebensqualität mit positiven und negativen Gesundheitseinflüssen, in allen Lebensbereichen mehr oder weniger.

Wir können nicht flüchten aus diesem klimatischen physikalischen und künstlichen **Umwelt – und Unruhebereichen**, die zweifellos einwirken **mehr oder weniger** in zulässigen Grenzwerten und müssen, ob wir es wollen oder nicht, damit leben, um unsere Lebensgewohnheiten, in der **Jetztzeit**, aufrecht zu erhalten.

Im natürlichen Gegensatz hierzu wirken Wasserfälle mit einem natürlichen Überschuss von negativen IONEN überaus positiv auf die menschliche Gesundheit wohlempfindsam ein.

Dies ist nach Erkenntnissen der Wissenschaft der **UNIVERSITÄT SALZBURG** wissenschaftlich nachweisbar und nachweislich belegt worden.

Wir müssen die derzeitige Luftqualität zur Kenntnis nehmen, in unseren WOHN- und AUFENTHALTSRÄUMEN mit einem positiven IONENÜBERSCHUSS und somit mit einer dauerzeitigen negativen Einwirkung auf unsere menschliche Gesundheit und können zur Verbesserung dieser Ausgangslage mit dem Mut eines Einsatzes einer Verbesserung in Form von **negativen IONEN** einen Gegenangriff einleiten bzw. vornehmen, wir müssen es nur bewusst umsetzen.

Um einem besseren ISTZUSTAND der Atemluft in unseren WOHN- und AUFENTHALTSRÄUMEN zu erreichen, ist es erforderlich eine hochwertige Anreicherung bzw. Aufladung mit negativen IONEN vorzunehmen um einen physikalischen und wissenschaftlichen geprüften

HAPPINESS – EFFEKT zu erreichen gegen:

Allergien, Bluthochdruck ,Kopfschmerzen, Depressionen und vielen anderen Beschwerden !!!

Handeln ist angesagt mit brauchbaren, natürlichen negativen IONEN für eine hochwertige Lebensqualität !!!

Eine frische Atemluft im Großklimabereich außerhalb unserer WOHN - und AUFENTHALTSRÄUME unterscheidet sich sehr deutlich in einem großen Umfang von der Atemluft im Kleinklimabereich innerhalb unserer bewohnten WOHN - und AUFENTHALTSRÄUMEN in welcher wir ca. 80% unseres Lebens verbringen.

Eine angedachte Verbesserung der Atemluft ist weltweit mit dem Mut einer Umsetzung durch eine Verbesserungslösung der Atemluft in unseren bewohnten Aufenthaltsräumen für die Gesundheitserhaltung möglich. Wir müssen nur den Mut haben einer diesbezüglichen Anwendung durch eine Umsetzung bereits im Planungsbereich zu erkennen für eine bessere Ausführungsumsetzung im baulichen Nutzungsumfang nutzen zu können.

Wir haben es bis zum heutigen Tage es nicht geschafft die negativen IONENMENGEN in unseren täglichen Leben, insbesonders in den städtischen anfälligen Wohnstätten zu erhöhen, mit einer anwendbaren positiven Gesundheitsausrichtung durch eine Erhöhung der negativen IONENMENGE anwendungstauglich in einem großen Nutzungsumfang zu erhöhen, für eine hochwertige Gesundheitserhaltung des Menschen,

insbesondere in unseren WOHN - und AUFENTHALTSRÄUMEN in einem weltweiten Anwendungsumfang.

Wir reden in der Regel **NUR** über die großen gesundheitlichen Belastungen von Feinstaubmengen in besonders belasteten topographischen Wohnstätten von Wohnanlagen im **Innenbereich** von Großstädten aber mögliche wirkende Anwendungsverbesserungen für die betroffenen Menschen werden durch die Obrigkeit der Politik nicht einmal umsetzungsfähig angedacht, geschweige nutzbar gelöst im KLEINKLIMABEREICH unserer WOHN - und AUFENTHALTSRÄUMEN in unseren Wohngebäuden.

Die Innenraumluft ist in der Tat **mindestens zweimal bis fünfmal** höher durch Feinstaub belastet, als die Außenluft in der freien Natur.

Wo sind brauchbare Lösungsvorschläge bzw. Lösungsansätze für die betroffenen Menschen durch eine Gesundheitsplanungsvorgabe der politischen Verantwortungsträger angedacht worden, in einer möglichen nutzbringenden massentauglichen Umsetzung ?

Durch diesen Umstand kann der menschliche Körper keine Verbesserung für einen erforderlichen Entspannungsvorgang mit einer besseren Atemluft in einem ausreichenden Umfang vornehmen bzw. beeinflussen **für einen verbesserten positiven Körperaufbau des Immunsystems**, und aus diesem Grund sind wir **krankheitsanfälliger** in der Lebensgestaltung bei keiner Einleitung von Gegenmaßnahmen bzw. Gegenangriffen.

Die wissenschaftliche Grundlagenforschung hat durch erfolgreiche durchgeführte Testprüfung eine positive Anwendung mit **negativen IONEN** in der Atemluft in einer Selbsttherapie festgestellt.

Eine höchstmögliche STEIGERUNG einer Verbesserung der menschlichen Gesundheit wäre in der Zukunft erzielbar in einer

gemeinsamen, zeitlichen und gleichortigen gezielten Anwendung von negativen IONEN und von Infrarotstrahlen im Gesamtbereich: B und C, durch eine Sechsfachwirkungsfolge.

Diese verbundene Summeneinwirkung wäre gesundheitstechnologisch unüberbietbar in der Erhaltung der menschlichen Gesundheit !

Ein solcher Nachweis einer Gesundheitsanwendung von Infrarotstrahlen: B und **C** in Verbindung einer Anwendung von großen Mengen von negativen IONEN in der Atemluft wäre aus diesem Grunde zukunftsfähig und massenwirksam anwendbar und ist derzeit noch nicht Stand der Wissenschaft. Eine Hauptprüfung eines tauglichen und anwendbaren einfachen IONENERZEUGUNGGERÄTES ist noch ausständig...

Das große Ziel sollte daher aus diesem Grunde sein, in der Zukunft eine anwendungstaugliche negative IONENERZEUGERANLAGE für die große Masse der Bevölkerung umsetzbar zu gestalten für eine Gesundheitserhaltung der Menschen weltweit, nämlich gleichzeitig und gleichortig an jedem Ort der Erdoberfläche für eine Verbesserung der Gesundheitserhaltung, mit einer umfangreichen Summenwirkungsverbesserung.

Am Besten erfolgt dies im Bereich: PUR-NATUR und UR-NATUR.

Als Nachweis dieser Aussage wird eine Auflistung von „negativen Ionen“, in der Atemluft pro cm³ angeführt die bestimmend ist in der Gesundheitserhaltung:

Örtlichkeit	negative IONEN pro cm³
rauchiger INNENRAUM	**0 - 10**
Bürogebäude mit Zentralheizung oder Klimaanlage	0 - 250
Flugzeuginnenraum	20 - 350
Außenluft in INDUSTRIESTÄDTEN	250 - 750
Landluft	1000 - 2000
Bergluft	1000 - 5000
Höhenluft und Meeresgischt *)	5000 - 20 000
Wasserfalluft	25 000 - 100 000

*) Sprühwasser, aufgeschäumtes Meereswasser, bestmöglich an der NORD - und OSTSEE.

Für die menschliche Gesundheit wären 400 bis 1000 negative Ionen pro cm³, ansatzmäßig erforderlich !

Hierzu sind derzeit zwei brauchbare Lösungsansätze **zielführend anwendbar**:

- **Erstens** eine einfache Lösung ist, eine natursteuergesteuerte Sauerstoff - Atem-Frischluftzuführung durch einen **Kurzzeit-Luftaustausch,** zu erreichen durch ein zeitweiliges öffnen von Außenfenster und Außentüren, damit ein Luftaustausch zur Verbesserung der Innen-Atemluft in den WOHN- und AUFENTHALTSRÄUMEN ermöglicht werden kann, oder

- **Zweitens** durch eine **dauerzeitliche Anreicherung** von hochwirksamen **negativen IONEN durch ein massengebrauchsfähiges und taugliches, anwendungsfähiges IONENERZEU-GERGERÄTES zu erreichen für einen umsetzbaren Einsatz der Bevölkerung ob arm oder reich an jedem bezogenen Ort der Erdoberfläche.**

Ein negativer IONENERZEUGER zur Erzeugung von negativen IONEN dient zur Anreicherung von natürlichen Hilfestellungen zur Ausschaltung und Bekämpfung von Feinstaubpartikel, in dem die negativen IONEN eine Andockung und **Schwängerung** der positiven IONEN vornehmen, sodass die Feinstaubkleinstteilepartikel eine unlösbare Verbindung eingehen und nicht im ständigen Kreislauf sich frei bewegen können und durch die Schwerkraft zu Boden sinken und hierdurch regelrecht entsorgt werden können und letztlich durch diesen physikalischen Vorrang nicht **negativ** auf den Menschen einwirken können.

Durch diesen physikalischen Vorgang können die negativen IONEN in der Atemluft die

Bakterien, Viren und Pilze

bekämpfen und beseitigen.

Die negativen IONEN können durch IHRE Einwirkung eine hervorragende Atemluftreinigung vornehmen und sorgen hierdurch vor für eine bessere Gesundheitsvorsorge in unseren WOHN- und AUFENTHALTSRÄUMEN, in welchen wir ca. 80% unseres Lebens in diesen geschlossenen Räumen verbringen.

Eine steuerbare IONENQUELLE, die negative IONEN im ausreichenden Umfang erzeugen kann

spendet ein

WOHLEMPFINDEN

mit einer Verbesserung der Atemluft in unseren vier Wänden, in unseren WOHN - und AUFENTHALTSRÄUMEN und bewirken eine Beseitigung der belasteten Atemluft die **zwei bis fünfmal** schlechter ist, als an der Erdoberfläche im Großklimabereich und stellt eine taugliche Gesundheitserhaltung des menschlichen IMMUNSYSTEMES dar, zur Verbesserung der menschlichen Gesundheit.

Aus diesem Grunde sollten gesundheitstechnologisch wirksame Maßnahmen mit negativen IONEN für eine bessere Erhaltung einer hoch wirkenden Gesundheitsausrichtung umgesetzt werden zum Vorteil des menschlichen IMMUNSYSTEMS, weil

- negative IONEN **Stimmungsaufheller** sind,
- negative IONEN **bestwirkende Heilmittel** darstellen und
- negative IONEN **Stressabbauer** sind.

Außerdem können positive SELBSTHEILUNGSKRÄFTE im menschlichen Körper ausgelöst werden zur IMMUNSTÄRKUNG durch eine hervorragende Atemluftverbesserung.

Hierdurch können unsere Körperzellen und Körperorgane, als auch unsere Gehirnzellen eine Erholung erhalten durch eine SEROTONINSPIEGELSENKUNG und damit wäre eine Voraussetzung geschaffen für einen

- gesünderen **SCHLAFZUSTAND** und besseren
- **ZELLAUFBAU**, mit einer gesteigerten
- **SYSTEMREGULIERUNG** im menschlichem Körper.

Die negativen IONEN können die menschliche Gesundheit wesentlich verbessern und aus dieser Begründung sollten wir das Angebot der Natur bestmöglich nützen für eine Aufrüstung der menschlichen Gesundheit in unseren WOHN- und AUFENTHALTSRÄUMEN.

Leider

wird dieser Stand der Wissenschaft weltweit nicht im erforderlichen Umfang erkannt bzw. gefördert. Es erfolgt derzeit auch keine nutzbringende Gesundheitswissensvermittlung für eine **taugliche Gesundheitsanwendung** mit anwendbaren negativen IONEN.

Festgestellt kann werden in diesem Zusammenhang eine erforderliche Selbsteinbringung von Vorleistungen für eine erwünschte wirksame Gesundheitseinwirkung zur Erhaltung eines gesunden Körperaufbaues mit einer Selbsttherapie in Eigennutzung.

Des weiteren sollten wir eingehend bedenken, dass unsere WOHN- und AUFENTHALTSRÄUME immerwährend baubezogen Tag und Nacht in einem **Kleinklimabereich** auf unsere Gesundheit einwirken, massiv sogar, indem wir als moderne Menschen durchschnittlich ca. 80 % unseres Lebens in Gebäuden verbringen und dadurch einen erheblichen Einfluss von Ein- und Auswirkungen der Bauausführungsgestaltung ausgesetzt sind. Es fehlen für eine hochwertige, natürliche Erhaltung unserer Gesundheit derzeit brauchbare Maßnahmen einer höchstmöglichen Gesundheitserhaltung, als auch einer Gesundheitswiederherstellung in einer Anwendung und Umsetzung durch eine kostengünstige SELBSTTHERAPIE zur Erzielung eines hohen KOSTENNUTZENFAKTORS in vielen Anwendungsbereichen die umsetzbar wären.

Durch anwendbare, natürliche atmosphärische und biologische Einwirkungsmaßnahmen wäre es möglich, mit wenig **Zeit - und Kostenaufwendungen**, die Gesundheit besser bei Krankheitseinwirkungen durch eine schnellere Genesung und Gesundheitswiederherstellung in den Griff zu bekommen.

Das atmosphärische Geschehen, unser Wetter, wird weitgehendst bestimmt durch eine immerwährende Wärmeeinstrahlung der Sonne auf die Erdoberfläche in die atmosphärische Lufthülle der Erde mit einer nachfolgenden großen Gesamteinwirkungsfolge auf alle Lebewesen durch die Einflüsse von

- WÄRME, und
- KÄLTE, und durch das lebensmitbestimmende
- WASSER vor allem durch die Einwirkung der großen Meeresoberflächen auf unser Großklima.

Die Erhaltung der menschlichen Gesundheit in der freien Natur sollte durch bestmögliche Maßnahmen, soweit als möglich, auch einbezogen werden in unsere WOHN- und AUFENTHALTSRÄUME im größtmöglichem Umfang im Bereich der PUR - NATUR und UR - NATUR um die Stimmungslage der Menschen aufhellen zu können mit negativen IONEN, als Stimmungsaufheller in der therapeutischen Einwirkung einer Atemluftverbesserung.

Und schlussendlich werden mit negativen IONEN hochwertige Glücksempfindungen erlebt mit einem **HAPPYNESS - EFFEKT** von positiven Gesundheitsauswirkungen.

Die gesundheitserhaltenden Maßnahmen des menschlichen Körpers betreffen ganz besonders die Verbindungsebenen des Energieflusses in der Ausgleichswirkung des menschlichen Wasserhaushaltes, indem der Wasserhaushalt in allen Lebensbereichen, als ein bestimmender Faktor mitgestaltend einwirkt.

Von ganz erheblicher gesundheitlicher Bedeutung sind zweifelsfrei die Ein - und Auswirkungen der wohlempfundenen Wärmestrahlungsenergie von Infrarotstrahlen: **B** und **C**, in Verbindung mit allen anderen gesundheitsfördernden Ergänzungsmaßnahmen, durch eine gesunde Lebensweise, einer hochwirkenden Lebensmittelnahrungsaufnahme und einer ausgleichenden und umfangreichen Körperbewegung, sowie einer ausreichenden Ruhepause nach einer Aufnahme von Nahrungsmittel für einen wirksamen Stoffwechselvorgang.

Entscheidend ist auch eine Beachtung von anzustrebenden Fastenzeitenbereichen für eine besondere Körperentgiftung, damit ein **Jungbrunnen - Erneuerungs - Effekt** mit einer Erneuerung von Körperzellen stattfinden kann.

Ebenso sollte keine Übersäuerung des menschlichen Körper erfolgen um Beeinträchtigungen mit großen Krankheitsfolgen zu verhindern durch die Beachtung, dass der Mensch ein

basisches Lebewesen ist,

und der SÄURE - BASEN - HAUSHALT geordnet erhalten werden muss **vornämlich durch basische Nahrungsmittel für eine hochwirkende Gesundheitserhaltung.**

Festzustellen ist, dass dieser physikalische Gesundheitsvorgang alle Körperzellen überaus positiv betrifft, durch die Einwirkung von vorwiegend basischen Nahrungsnährmittel und einer nachfolgenden Erhaltung dieser Lebensenergie ermöglicht werden kann im basischen Gesundheitsbereich für eine gesundheitsförderliche Erhaltung der menschlichen Gesundheit.

Gefragt ist eine Beherrschung einer ganzheitlichen Gesamtwirkungsstrategie des menschlichen Körperaufbaues mit einer nachfolgenden Körperfunktionserhaltung des Energieflusses im sogenannten Kreisverkehr

- von AUSSEN nach INNEN und
- von INNEN nach AUSSEN für die Erhaltung von gesunden Körperzellen und Körperorganen im Wärmebereich des Menschen ohne Einwirkungen eines gestörten SÄURE - BASEN - HAUSHALTES einwirkend für eine hochwertige und wohlfühlige Gesundheitserhaltung des Menschen.

Teil: 5

Der Leistungsumfang eines STAHLGRUNDOFEN mit einer Wärmeenergieabgabe

Ein STAHLGRUNDOFEN weist eine einfache Bedienung und eine vielseitige Einsatzbereitschaft mit einer Wärmeenergieabgabe auf und kann durch umfangsreiche Konstruktionsvorgaben bis hin zu möglichen Kochzwecken eingesetzt werden.

Alle europäischen Stahlgrundöfen sind für einen Einsatz in einer WÄRMEKAMMER, System: STAHLGRUNDOFEN, mit einer Sechsfachwirkungsfolge im Bereich der Holzenergie einsetzbar.

Eine solche hochwirksame Wärmeenergieanlage gibt mit einer Scheitholzbefeuerung gleichzeitig eine **Strömungswärme** mit Luftwärme, als auch die besonders begehrte **Strahlungswärme** mit Infrarotstrahlen **B** und **C** ab.
Für Brennholz als ökologischer Energieträger sprechen viele Argumente, insbesondere seine Erneuerbarkeit unmittelbar vor unserer „Haustüre" insbesondere in Mitteleuropa und seine „**CO2- Neutralität**" sind wichtige Vorteile einer umfassenden Anwendungsbeurteilung.

Damit die Feinstaubemissionen aus einer Holzbefeuerungsanlage, eine nachhaltige und positive Anwendungsnutzung dieses Energieträgers, besonders im gebirgigen Alpenland nicht beeinträchtigen kann, hat die Firma **„Zunikon-Rüegg"** in der Schweiz, zukunftsweisend eine Entwicklung zur Industrialisierung eines Feinstaubpartikelabscheiders für alle möglichen Kleinholzbefeuerungsanlagen vorerst bis zu 35 KW, als Weltexklusivität entwickelt für eine Anwendungsnutzung in Hochachtung der Gesundheit des Menschen, sowie dessen Ein - und Auswirkungen mit Wohlfühlwärme nutzbringend im Angebot für eine umweltbewusste Anwendung erstellt.

Das späte Bewusstsein des Problems der Feinstaubpartikel in der Atmosphäre ist zwar nicht neu, doch erst seit einigen Jahren ist man sich seiner Auswirkungen auf die Gesundheit der Bevölkerung bewusst. Betroffen sind vor allem städtische Gebiete mit großer Besiedelungs- und Verkehrsdichte, sowie Bereiche, in denen Topographie, als auch Kleinklima eine Ansammlung von Feinstaubpartikel in der Atmosphäre begünstigen.

Ein STAHLGRUNDOFEN konstruiert nach dem neuesten Stand der Technik, kann kostengünstig und umweltfreundlich unsere Gebäude oder Gebäudeteile in einer einfachen Handhabung beheizen.

Ein STAHLGRUNDOFEN nachgerüstet mit einem elektromagnetischen Feinstaubpartikelabscheider unterbindet in einem Preis-Leistungsvergleich in der Anschaffung und im Betrieb alle anderen fossilen Wärmegewinnungsanlagen aus Kohle oder Erdöl befeuerten Wärmeanlagen in einer Gesundheitsanwendung.

Ein STAHLGRUNDOFEN erzeugt eine billige Wärmeenergie mit Stückholz oder Restabfallholz und verteilt im **Gebäudeinneren** diese Wärmeenergie mit 75% Strömungsenergie und 25 % Strahlungsenergie.
Die abgegebene Wärmeenergie in Form von Infrarotstrahlung im Gesamtbereich: **B** und **C**, erfolgt durch einen vollkommen Holzabbrand in einem Zuluft- und Abluft steuerbaren STAHLGRUNDOFEN.

Aus diesem Grunde sollte dieser STAHLGRUNDOFEN in einer zentralen Lage eines jeden Gebäudes aufgestellt werden, und möglichst vom Keller, oder auch von Nebenräumen aus, befeuert werden.
Auch kurze Wege sollten für die Holzlagerung und den Betrieb des Stahlgrundofens eingeplant werden.
Ein **Stahlgrundofen** kann die Wärmeenergie kaskadenförmig in alle umliegenden Räume in gleicher Ebene abgeben, oder durch ein Hypokaustensystem in obenliegende Stockwerke die Wärmeenergie leiten und verteilen.

Wir sollten in unserem Bewusstsein diese Tatsache erkennen, dass wir Menschen äußerst dünnhäutig und ungedämmt sind, und daher ständig Wärme in allen Körperzellen erzeugen müssen und die erzeugte Wärmeenergie sofort wieder in einem Wärmeaustausch an unsere unmittelbare Umwelt abgegeben.

Unser Leben wurde von unseren Vorfahren weitergegeben, und erforderte zu allen Zeiten einen ständigen Schutz vor ungünstigen Witterungseinflüssen, also vor zu viel Wärme oder zu viel Kälte, dies ist sichergestellt **einerseits** durch eine Bekleidung als einen Schutzmantel, und **andererseits** durch Zelte, Hütten und Gebäude, ebenfalls durch einen Schutzmantel oder anders ausgedrückt, einen Dämmmantel zur Aufrechterhaltung eines wohlfühligen Temperaturbereiches im menschlichen Körper.

Der Werkstoff der Gebäudeaußenhaut, der sogenannte Schutzmantel sollte aus natürlichen Rohstoffen bestehen, weil diese Baustoffe ständig auf den Menschen gesundheitsbezogen einwirken und sollten möglichst offenporig, also auch luftdurchlässig sein in einem gemäßigten Umfang.

Alle Gebäudeanlagen sollten zum Wohlbefinden der in diesen Gebäudeanlagen lebenden Menschen auch gut und ausreichend mit Frischluftsauerstoff als Brennstoff für eine Kraftentfaltung durch unsere Körperzellen versorgt sein.

Ein STAHLGRUNDOFEN stellt auch diesbezüglich einen hervorragenden Frischluftausgleich her, der normalerweise durch Ansaugen und Zuführen der Gebäudeinnenluft, den Holzabbrand im zuvor beschriebenen Ofen bewirkt und die Rauchabgase in einen Abgaskamin entsorgt. Durch diesen Vorgang wird physikalisch frischer unverbrauchter Sauerstoff vom Außenluftbereich natürlich und einfach durch einen Unterdruck in das Gebäudeinnere angesaugt.

Daher ist wichtig in allen Bezugsbelangen eine ausreichende Frischluftzufuhr zu planen und zu gestalten in unsere WOHN- und AUFENTHALTSRÄUME über Fenster, Türen oder über Frischluftkanäle bzw. Frischluftklappen.

Ein moderner Stahlgrundofen ist so konstruiert, dass eine schnellstmögliche Wärmegewinnung innerhalb von ca. einer Stunde erreicht werden kann und gleichzeitig durch eine anwendungsfähige **Sauerstofffrischluftzuführung** eine wesentliche Atemluftverbesserung stattfinden kann, durch die Abgabe von:

- 75 % Strömungswärme und
- 25 % Strahlungswärme. Eine WÄRMEKAMMER, System: STAHLGRUNDOFEN wirkt im gesamten Dunkelstrahlungsinfrarotbereich: **B** und **C**, mit einer Sechsfachwirkungsfolge.

Infolge dieser bestmöglichen, höchstwirksamen Wärmeabgabe, wird durch eine offene Flamme im STAHLGRUNDOFEN, wie bei der Sonnenenergieerzeugung eine wohlempfundene Wärmeeinwirkung im menschlichen Körper ausgelöst zur gleichmäßigen Beheizung unserer WOHN- und AUFENTHALTSRÄUME, wie durch einen altbekannten Kachelofen der die vorhandene Baukonstruktionsmaterie aufheizt und nicht nur die Wohnraumluft in unseren WOHN- und AUFENTHALTSRÄUMEN.

Die so ausgebildete WÄRMEKAMMER ist eine Anlage mit gesundheitlicher Höchstwirkung durch die hoch wirkende **Energiequelle im Gesamtumfang des Infrarotstrahlungsbereiches: B und C** und ist nach den Vorgaben der WHO wissenschaftlich bestmöglich wirksam.

Ein STAHLGRUNDOFEN **tötet bzw. vernichtet** alle Kleinstlebewesen in der Innenluft von Gebäuden im Wärmekreislauf durch die heißen Stahlaußenoberflächen im Bereich des Ofens von mehr als +78°C bis zu +300°C Wärme und mehr, etwa bis +480 °C, also alle **Bakterien, Viren und Pilze** im unmittelbaren Ofenbereich und wirkt somit gegen **grippale Infekte** in den Wintermonaten nebenbei ohne Mehrkosten für die Erhaltung der menschlichen Gesundheit.

Ein STAHLGRUNDOFEN mit 11 kW, kann Holzscheiter von 50 cm Länge und 23 cm Durchmesser im Brennraum aufnehmen und kann somit mit großen Holzscheitern händisch beschickt werden, ein großer Preisvorteil in der Wärmeenergieerzeugung an jedem Ort der Erdoberfläche ohne Versorgungnetzwerke.

Eine Wärmeenergieunabhängigkeit ist hierdurch gegeben durch eine bodenständige Waldholznutzung, beispielsweise aus örtlichen regionalen Waldbeständen. Selbstverständlich kann der Verbrennungsraum auch beschickt werden mit Pressholzwürfeln, oder mit Pressstroh-Briketts oder mit Hanf als Bindemittel oder mit kostengünstigem Restabfallholz.

Alle Verbrennungsstoffe sollen jedoch immer für den Abbrand in einem STAHLGRUNDOFEN trocken gelagert werden.

Wesentlich ist auch das für einen schnelleren oder langsameren Abbrand des Scheitholzes die Wärmeenergieabgabe per Hand einfach steuerbar ist. Die Abgasabgabe soll in einer neuzeitlichen Kaminanlage erfolgen, die ausgestattet ist mit Keramikrohren oder in Ausnahmefällen mit Edelstahlrohren. Die anfallende Restasche ist wie bei allen Grundöfen und somit auch bei einem Stahlgrundofen nur fallweise bei Erforderlichkeit zu entfernen. Somit ist ein großer Bedienungsvorteil gegeben und wirksam !

Die Restasche besteht ausschließlich aus nicht brennbaren Material, aus Mineralstoffen des abgebrannten Holzes und kann als Gartendünger verwendet werden.

Lieferbar sind moderne STAHLGRUNDÖFEN, von „6" KW **aufwärts** mit einem Heizraumvolumen von ca. 100 m³, also für eine Wohnraumfläche von 40 m² mit einer Raumhöhe von 2,5 m.

Der STAHLGRUNDOFEN ist sicher im Betrieb und erfordert keinen besonderen Wartungsaufwand und ist außerdem lieferbar mit persönlicher äußerer Gestaltungsmöglichkeit, in rustikaler oder moderner farbiger Ausführung, beispielsweise mit Elementen aus Stein-, Fliesenplatten, kachelförmiger Keramik, oder in einer Edelstahlausführung. Der STAHLGRUNDOFEN ist im Wohnraum herkömmlich oder vom Kellergeschoss aus, ohne Schmutzanfall, wie bei den antiken Anlagen der Römer oder bei Schlossanlagen von Nebenräumen aus zu befeuern, wobei diese Räume gleichzeitig auch als Holzmateriallager dienen können.

Der STAHLGRUNDOFEN erzeugt keinen Hitzestau !
Die Wärme verteilt sich nach den physikalischen Gesetzen einfach im Raum !
Ein STAHLGRUNDOFEN kann nach Wunsch auch als Zusatzofen zu einer bestehenden zentralen Heizungsanlage Verwendung finden.
Bei einer Neuplanung einer Heizungsanlage sollte auch immer der Raumbedarf für eine Ergänzungswärmequelle in Form eines STAHLGRUNDOFEN für einen späteren Einbau planlich angedacht werden für eine Nutzung der menschlichen Gesundheitserhaltung im Wärmeenergiebereich von WOHN - und AUFENTHALTSRÄUMEN.

Ein STAHLGRUNDOFEN ist in allen Anwendungsbelangen eine sichere Kapitalanlage für eine hochrangige Wärmevorsorgeanlage in unseren Gebäuden.

Bei einer erwünschten Aufstellung eines STAHLGRUNDOFENS in einem Wohnraum sollte die Abbrandflamme nach Möglichkeit romantisch als lebende Feuerflamme sichtbar durch eine Spezialglasscheibe erlebt werden können.
All diese Ausführungswünsche sind zieltauglich umsetzbar.

Nachfolgende STAHLGRUNDÖFEN sind im europäischen EU Markt von 6 kW aufwärts erhältlich:

(A) STAHLROHR-System: KANADA, DEUTSCHLAND UND RUSSLAND, und
(B) Doppelwandsystem: RUSSLAND

Diese Ofensysteme sind in der Lage: 75% Strömungswärme und 25% Strahlungswärme abzugeben.
Alle modernen und neuzeitlichen konstruierten STAHLGRUNDÖFEN weisen wie die Kachelöfen einen **78 % igen Verbrennungswirkungsgrad** auf. Eine genaue Prüfung des Verbrennungswirkungsgrades zur Entscheidungsfindung vor einem Ankauf eines Stahlgrundofen sollte immer im Vorfeld einer Kaufentscheidung getroffen werden.

Im EU Markt sind nachfolgende STAHLGRUNDÖFEN erhältlich:

- BULLERJAN,
- BLACKPOOL,
- CHIEF,
- NORDI,
- KANUK.

Teil:6

Die Wirkung von Wohlfühlwärme durch Infrarotstrahlen: B und C zur Gesundheitsverbesserung aller menschlichen Körperzellen und Körperorgane

Ein wirkendes und umfassendes Wärme-Gesundheitsanwendungssystem soll gekennzeichnet sein, durch eine Wohlfühleinwirkung auf alle menschlichen Körperzellen mit einer großen Steigerungswirkung in allen Bereichsebenen, insbesondere im gesundheitsförderlichen Körperaufbau.

Die Wärmeeinwirkungen mit Infrarotstrahlen verbinden und unterstützen insbesondere die Gesundheit des Menschen in allen körperlichen Bereichen des Immunsystems, des Stoffwechsels, und dergleichen, sowie in weiterer Folge auch in der Entsorgung von toxischen Abfallstoffen wie Stoffwechselschlacken und Säuren über die menschliche Hautoberfläche für eine dauerhafte und verbesserte Gesundheitserhaltung.

Die Ausscheidung von Schadstoffen erfolgt neben der Leber und der Niere, in einer „3." Rangfolge über die menschliche Hautoberfläche durch **Schwitzvorgänge, ausgelöst durch die besonderen hochwirksamen Infrarotstrahlungseinwirkungen**: **B** und **C**, nach dem System: Ing. Franz TEIZER, bei einer Anwendung in einer WÄRMEKAMMER, System: STAHLGRUNDOFEN.

Die „3." Rangfolge hat einen besonderen Entgiftungsbezug zur Gesundheitserhaltung des menschlichen Körpers durch eine hohe mögliche Steigerungswirkung im natürlichen Bereichsumfang.

Die vorgenannten Ein- und Auswirkungen umfassen eine angenehme Wärmeeinwirkung im menschlichen Körperbereich auf alle Körperzellen und Körperorgane durch wohlwirkende Infrarotstrahlen: **B** und **C,** in einer Sechsfachwirkungsfolge, mit einer einfachen Handhabungsanwendung und ist gekennzeichnet durch einen großen Kostennutzenfaktor.

Eine Wärmeeinwirkung durch eine offene Flamme nutzten und kannten bereits die **Steinzeitmenschen** vor mehr als 6000 Jahren und wir sind in der JETZTZEIT in der Lage einen wirksamen STAHLGRUNDOFEN der neuzeitlich technisch ausgereift ist, kostengünstig zu nutzen und anzuwenden durch eine Wärmeübergabe von Infrarotstrahlen**:** **B** und **C,** im Gesamtbereich von unschädlichen Wärmeabstrahlungen.

Wir sind wie nie zuvor in die Geschichte der Menschheit in der Lage, eine hohe **Badekultur** anzuwenden in unseren eigenen WOHN- und AUFENTHALTSRÄUMEN, sowie genussvoll genießen zu können in den verschiedensten Ausführungen und Anwendungsmöglichkeiten mit einem hohen **Kostennutzenfaktor** .

Alle Bevölkerungsschichten, **ob arm oder reich**,
können durch eine INFRAROT-
GESUNDHEITSVORSORGEANWENDUNG: **B** und **C**,
jederzeit in einem eigenen
KLEINPRIVATSANATORIUM eine
Entspannungswirkung des Körpers in Eigenanwendung,
ohne Einschaltung von Fachexperten anwenden mit
einem wohlempfundenen, gesundheitlichen Hochgefühl.

Wir müssen es nur **wollen und umsetzen**.
Wir sollten den Stand der Technik, sowohl in Verbindung mit den rechtsgültigen Gesetzen und Normen, als auch mit den geschichtlichen und nachweisbaren bewährten Erfahrungen erkennen, erheben und bewerten und letztlich auch zeitgemäß anwenden.

Eine Unterstützung im Aufklärungsbereich für die breite Masse aller Bevölkerungsschichten, wäre auf einer politischen Ebene anzustreben und umzusetzen,
weil besonders das hohe Wissen aus der Römerzeit weitgehend derzeit nicht im vollem Umfang erfasst und angewendet wird, zur Gesundheitserhaltung der Menschen durch mögliche Steigerungseffekte im HAPPYNESS - EFFEKT - BEREICH der Wärmeenergieeinwirkung in den menschlichen Körper !!!

Es sollte ein Bedenken und Umdenken, sowie eine Hinterfragung von Heilungsmöglichkeiten durch anwendungstaugliche Selbstheilungskräfte im geistigen und körperlichen Gesundheitserhaltungssystem für die breite Masse der Bevölkerung erkannt und aufgezeigt werden für eine hochwertige Gesundheitsanwendung.

Das Ziel sollte grundsätzlich sein, gesundheitsförderliches Grundwissen mit einer naturverbundenen Langzeitwirkung zu erkennen und zu nutzen, für eine höhere und bessere Lebensqualität mit einem allseitigen **Miteinander**, durch einen gepflegten, geistigen Gedankenaustausch, wie bei den Römern während der Nutzung der großzügig angelegten Gesundheitsanlagen, in ihren gesundheitsfördernden Tepidarien die von allen Badegenussteilnehmern damals genussvoll angenommen wurden mit Wohlgefühlen geistig und körperlich.

Insbesondere soll hingewiesen werden, auf zwei gleichzeitige und gleichrangige Hauptanliegen der Wärmeenergienutzung, nämlich, einerseits auf eine preisgünstige Wärmegewinnung, für eine hochwertige wirksame Gesundheitsförderung und
andererseits auf eine gleichzeitige Nutzung dieser Wärmeenergie zur Beheizung unserer WOHN - und AUFENTHALTSRÄUME in unseren Gebäuden, mit wirksamen Wohlgefühlen.

Ein modernes Heizungssystem soll möglichst zugfrei, lautlos und frei von jeder Staubverwirbelung gekennzeichnet sein und gleichzeitig, eine einfache physikalische natürliche Frischlufterneuerung in allen WOHN- und AUFENTHALTSRÄUMEN beinhalten. Eine gesonderte einfache Frischluftzufuhr von außerhalb der Gebäudeanlagen kann eine Steigerung des Wohlbefindens des menschlichen Körpers zusätzlich im großen Umfang bewirken und anwendungstauglich umgesetzt werden.

Die Römer bezeichneten als Tepidarium jenen Bereich einer Badeanlage, die durch eine wohlwirkende Infrarotstrahlung: **C,** eine geistige und körperliche Entspannung durch ein warmes Luftbad einen tiefenwirkenden Ausgleich den ganzen Körper erfasst und auf diese Weise alle Körperteile und Körperzellen mit ausreichender Kraftenergie versorgt.

Das Besondere an einer Wärmeanwendung ist, dass die Innenraumlufttemperatur im wirkenden Warmluftraum nur geringfügig über der eigenen Körpertemperatur liegen soll, also bei etwa +37 °C bis +39 °C und auf Wunsch bis maximal +42 °C gesteigert werden kann. Eine Überschreitung von +42°C ist nicht empfehlenswert und führt zu einer möglichen Körperstressbildung.

Gönnen wir unseren Körper eine genussvolle Wärmeeinwirkung zur Erhaltung unserer menschlichen Gesundheit !

Ein neuzeitlicher und industriell hergestellter STAHLGRUNDOFEN erzeugt Strömungs - und Strahlungswärme gleichzeitig im erforderlichen Umfang sehr schnell und mit ausreichenden Energiemengen.

Hierbei sind die Infrarotstrahlen im Gesamtbereich: **B** und **C**, besonders wirksam, infolge einer großen Eindringtiefe in unsere Körperhautoberfläche, als auch besonders begehrt zur Wärmespeicherung in den Oberflächen unserer WOHN- und AUFENTHALTSRÄUME für eine langzeitliche und gleichmäßige Temperaturerhaltung durch geeignete Bauausführungsstoffe sowie der Einrichtungsgegenstände in unseren bewohnten WOHN - und AUFENTHALTSRÄUMEN.

Eine WÄRMEKAMMER- Gesundheitszelle - Tepidarium sollte immer nach römischer Bauart künstlerisch mit einfachen Mitteln ausgestattet werden, beispielsweise mit farbiger Baukeramik oder in klassischer Form mit einer Marmorausführung und dergleichen. Eine Anwendung ist nicht nur empfehlenswert in Altbauten, sondern auch in Neubauten.

Eine besondere Planungsgestaltung sollte in jedem Fall immer eine ausgewogene Belichtung bzw. Beleuchtung beinhalten. Besonders anspruchsvoll wäre eine Auslichtungsgestaltung mit Wandflächen aus verschiedenen farbigen dicken Vollglasbruchsteinen bzw. mit farblichen Fensterverglasungen der Innenraumgestaltungen mit einem einwirkenden Lichtfluteffekt.

Diese Gestaltungsmöglichkeiten vermitteln eine zauberhaft einwirkende Lichteinstrahlung von Sonnenstrahlen oder von künstlichen Scheinwerferlicht durch eine besondere Lichtbrechung bzw. Lichtverteilung.

Eine solche Bauanlagegestaltung bewirkt einen harmonisch wirkenden, wohlfühligen Lichtfluteffekt in diesen Gebäudeanlagen.

Die Römer haben diesen Lichtfluteffekt erkannt und haben deshalb ein besonders großes Augenmerk auf einen großen und anregenden Lichteinfall in ihren Tepidarien angestrebt und anwendungstauglich gestaltet.

Die Erhaltung unserer Gesundheit ist **ein goldener Schlüssel** für ein erfolgreiches Leben in allen Daseinsbereichen und ist auch bei einer zeitgerechten frühen Beachtung schon in der Jugendzeit beginnend und bei entsprechender Vorbeugung oftmals leicht zu erreichen und bewirkt eine umfassende Lebenszufriedenheit und eine hochwertige Lebensgestaltung.

Allerdings immer auch mit allen anderen mitwirkenden Voraussetzungen einer aufrechten positiven Lebensgestaltung in einem **Miteinander** und einer Einbeziehung von Demut und Rechtschaffenheit, in allen möglichen Gestaltungsebenen.

Dieses hohe angestrebte Ziel kann zum NUTZEN aller Benützer einer WÄRMEKAMMER, System: STAHLGRUNDOFEN technologisch leicht erreicht werden.

Der größte Feind unserer Gesundheit sind wir oftmals selbst durch keine geistige Vorschaltung von Verhaltungsgrundwissen, damit keine Überforderung oder Unterforderung unseres Körpers im täglichen Ablauf, durch Nichtanpassung an die ständig täglichen Wechsellagen und IHREN daraus folgenden Spätfolgen stattfinden kann.

Oder anders ausgedrückt, wir lassen oftmals die kleinen ständig wirkenden negativen Einwirkungen auf unseren Körper zu, ohne Gegenmaßnahmen zu ergreifen und einzuleiten.
Und diese führen ständig einwirkend, ohne Zuführung von erforderlichen positiven Wechseleinwirkungen, letztlich in der Summierung zu negativen Einwirkungen mit unausweichlichen Verminderungen unserer Lebensqualität bis hin zu einer möglichen Lebensverkürzung bei einer gröblichen Missachtung der Gesundheitserhaltung.

Diese Lebensverkürzung kann mit einem rechtzeitigen Gegenangriff und mit dem Einsatz einer aufrechten Lebensenergie und mit einem Selbsterhaltungstrieb zielführend und weitgehend ausgeschaltet und vermieden werden.

Schalten wir Bewusstseinswissen in allen Lebenshandlungen ein, und zwar immer vorbeugend und bezugsbezogen !

Wir müssen nachhaltig unsere Gesundheit immerwährend verteidigen bzw. bei Erforderlichkeit auch neu ausrichten und bei Versagungen einen Wiederaufbau einleiten bzw. vornehmen. Wir können also dagegenhalten und den immer wirkenden inneren **Schweinehund** bekämpfen, beispielsweise durch eine bewusste, geistige und körperliche Erneuerung mit positiven Handlungen, besser steuern und gestalten durch die Einschaltung von **mutigen Entscheidungslösungen** und einer Ausschaltung von negativen Denkansätzen durch eine ausgewogene Lagebeurteilung.

Am besten und vorzugsweise ist dies erreichbar durch eine Einleitung eines erholsamen Badevergnügen mit einer wohleinwirkenden Wärmeenergiezuführung, die unser Leben, einerseits körperlich, geistig und seelisch zu bereichern imstande ist, als auch andererseits, durch eine Partnerschaftsverbindung in gegenseitiger Hochachtung zu einer ausgeglichenen Lebensführung mit einem

ICH, DU und WIR.

Eine Rücksichtnahme auf eine biologische Machbarkeit sollte ebenfalls beachtet werden durch ein Realitätsbewusstsein in Gesundheitsbelangen für eine Umsetzbarkeit.

Wir Menschen können mit einer Zuversichtsausrichtung und mit entsprechenden **IDEEN** und mit **MUT** und keiner Angst vor möglichen persönlichen Niederlagen durch Bewusstseinswissen bestmögliche Lösungsfindungen in allen erdenklichen Belangen für eine taugliche und umsetzbare Gesundheitserhaltung aufspüren und finden. Die Schöpfung der Natur umfasst viele Lösungsansätze als auch Lösungsfindungen für eine Erhaltung unserer menschlichen Gesundheit in allen Lebensbereichen auf unserer Erde von Anbeginn an und wir könnten in der **Jetztzeit** einen wesentlich höheren Stellenwert gesteigert anwenden und umsetzen, weil

OHNE Gesundheit alles nichts ist und die

GESUNDHEIT ein hohes und unverzichtbares **Gut** darstellt.

Erforderlich ist ein anwendungsfähiger und positiver Lösungsansatz anzudenken und durch eine Aufrüstung eine Gesundheitserhaltung dauerwirkend zu erhalten und zu verteidigen gegen Gesundheitsangriffe mit einer ausgewogenen Vorschaltung einer umfassenden Lagebeurteilung mit einer klaren Entschlussfassung von einsatzfähigen Gesundheitserhaltungsmaßnahmen in der Wirkung einer tauglichen Umsetzbarkeit für alle Wechseleinwirkungen des erlebbaren Lebenszukunftsablaufes.

Ist ein so hohes Zukunftsziel zu erreichen ?

Ja, dies ist möglich !!!

Voraussetzung ist entsprechende Vorleistungen anzudenken durch positive Leistungseinbringungen mit Bewusstseinswissen einer zielausgerichteten Erreichbarkeit dieser hohen Zielsetzung im Einklang einer gewünschten Gesundheitserhaltung des

ICH, DU und WIR ...

Zweifeln wir **NICHT,** packen wir es **AN** !!!

Ein **AUFRÜSTEN** ist angesagt um dieses Ziel zu erreichen, beispielsweise durch eine WÄRMEKAMMER-TEPIDARIUM für eine langzeitige Verbesserung aller menschlichen KÖRPERZELLEN und zwar rechtzeitig durch VORSORGEHANDLUNGEN, damit unser menschliches IMMUNSYSTEM in der Lage ist gleichzeitig und hochwertig unseren KÖRPER in allen Funktionsebenen zu versorgen mit ausreichender **Lebensenergie** zur Erhaltung unserer GESUNDHEIT !

Haben wir KEINE ANGST vor einem VERSAGEN, indem wir rechtzeitig vorsorgliche Maßnahmen ergreifen in der Hinwendung zu erstrebenswerten Gesundheitszielen im Bereich zu :

- **GLAUBEN, HOFFNUNG, und LIEBE, mit einer positiven angestrebten ZIELGESTALTUNG für eine hochwertige GESUNDHEITSERHALTUNG und damit zu einem höheren LEBENSGLÜCK, in der Auswahl von nutzbringenden Entscheidungslösungen für eine Umsetzung einer hochwertige GESUNDHEITSANWENDUNG.**

Haben wir Mut und keine Angst vor möglichen persönlichen Niederlagen und bemühen wir uns in allen Lebenslagen mit Bewusstseinswissen, positive Lösungen anzudenken für eine bestmögliche GESUNDHEITSERHALTUNG.

Der Mensch ist ein Naturgeschöpf und ist für das Leben im Freien geschaffen worden, wie alles Leben auf unserer Erde von Anbeginn an.

Wir nehmen in unserer Gegenwart diese Erkenntnisse jedoch nicht im entsprechenden Umfang an, bzw. wahr in der menschlichen Grundausrichtung der Gesundheitserhaltung.

Wir ÜBERFORDERN oder UNTERFORDERN diese grundlegenden realen Lebensausrichtungen ohne die gesundheitlichen, zukünftigen Folgen zu bedenken, weil ohne einer positiven Leistungseinbringung keine wirkende Gesundheitserhaltung möglich ist.

Wir sollten immer eine Lagebeurteilung für das eigene SELBSTWOHL der Gesundheit vornehmen und abschließen mit einem klaren VORSATZ für eine positive Gesundheitserhaltung.

Die Gesundheitserhaltung ist ein sehr kostbares Gut und sollte immerwährend erhalten bzw. verteidigt werden !

Diese Grundausrichtung sollte tagtäglich mehr oder weniger je nach möglicher Ermessungsgrundlagen tauglich umgesetzt werden.

Angesagt ist Mut einzusetzen mit erforderlichen Vorleistungen, damit dieses hohe Ziel erreicht werden kann.

Dieses zentrale Ziel kann nur mit Mut zu einer positiven Umsetzung erreicht werden.

Der vorsorgliche Anpassungsmechanismus beinhaltet sowohl Bewegungs- als auch Erholungsbereiche und dadurch bleibt bei allen WECHSELEINWIRKUNGEN im natürlichen Umfang der Mensch weitgehend gesund.

Bei einer vernünftigen Lebensgestaltung übersteht der Mensch unbeschadet auch schwere lebensbedingte Schicksalsschläge durch eine aufrechte Gegensteuerung mit einer realen Lebensneuausrichtung !

Hierzu sind Mut mit Ideen erforderlich !!!

In der Natur verkümmern vorschnell Lebenswesen mit nicht geordneten Lebensbedingungen, die nicht geordnet sind.

Eine persönliche Lebensausrichtung in nur Genusssucht mit keinem Leistungsdenken führt zu einer Verweichlichung und zu einer Anfälligkeit von Krankheiten und zu untergeordneten Lebensabläufen und letztlich zu einer Lebensverkürzung.

Eine Lebenskrafterneuerung beinhaltet wissenschaftlich eine Energiegewinnung durch alle körpereigenen Körperzellen in einer vereinigten und verbundenen Zusammenwirkung aller Energieströme

im niederenergetischen Bereich mit geringer Quantenenergie durch den Kontrollmechanismus der

menschlichen Gehirnzellen kann eine positive Aufrechterhaltung der Gesundheit aufrecht erhalten werden und den Menschen beglücken.

Die RÖMER haben in ihrer Badekultur alle TEPIDARIEN, auch die sogenannten trockenen Warmlufträume, bewusst mit riesigen Ausmaßen für viele Menschenansammlungen im zivilen und militärischen Umfeld letztlich geplant und angelegt, und eine Strahlungstiefeneinwirkung von Infrarotstrahlen: **C**, bei ca. +37 °C bis maximal +42 °C Luftwärme durch den Hausverstand erkannt und bewusst einwirken lassen.

Aus diesem BEWUSSTSEIN erwuchs KRAFTENERGIE für das Leben in einer aufrechten Lebensgestaltung.

Eine Wärmekammer-Tepidarium wirkt im Gesamtumfang wesentlich höherwertiger für die Gesundheitserhaltung ein als eine heiße Sauna mit bis ca. 90% Luftwärme und belastet nicht den menschlichen Körper mit einer Stressbildung !

Das natürliche Zaubermittel der Heilkunst ist vornehmlich die sanfte bzw. die laue WÄRME und hat sich **seit Jahrtausenden von Jahren** für eine Heilbehandlung bestens bewährt.

Eine WÄRMEKAMMER - GESUNDHEITSZELLE - TEPITARIUM ausgerüstet mit einer Energiequelle eines STAHLGRUNDOFEN gibt hochwirkende Infrarotstrahlen ab, im Gesamtwirkungsbereich: **B** und **C**, und sollte im Zentrum unserer WOHN - und AUFENTHALTSRÄUME angelegt werden, damit eine bestwirkende Abgabe von Speicherwärme im Infrarotstrahlungsbereich: **B** und **C,** in alle angrenzenden Räumlichkeiten der genützten WOHN - und AUFENTHALTSRÄUME, sowohl in gleicher Höhenlage, als auch in der Möglichkeit in oben liegende Stockwerke im Hypokaustensystem, mit trockener und wüstenähnlicher Warmluft die Aufenthaltsräume beheizen können.

Der Wärmeempfang von Infrarotstrahlen: **B** und **C**, erfolgt mit einer genussvollen wirkenden Naturklimatisierung in einem verbindenden zwangsbedingten physikalischen ständig einwirkenden Luftausgleich durch eine Ansaugung von angereicherten frischen Sauerstoff vom Außenluftbereich in den Innenluftbereich in unseren Wohnanlagen, und weiters wirkt, ein kälterer

- Wasserhaushalt der Außenluft in allen Jahreszeiten gegenüber der wärmeren Innenluft, der hierdurch nicht gestört wird,
  und führt zu einem erwünschten und wohlempfundenen, physikalischen, positiven Wärmeempfang in den Innenräumen unserer Gebäude, außerdem ist kein
- Einbau von zusätzlichen Geräten aller Art erforderlich für die Aufrechterhaltung der Betriebsfähigkeit.
  Erforderlich ist jedoch eine einmalige Anschaffung eines STAHLGRUNDOFENS, einschließlich eines möglichen und erwünschten Abgasrauchpartikelabscheiders gegen den Feinstaub in der Entsorgung der Rauchgasabgabe an die Außenluft entsprechend der Bedarfslage.

  Verwertbar ist auch :

- eine mineralische Aschenentnahme aus dem Abbrandraum des STAHLGRUNDOFENS nach jeweiliger Erforderlichkeit, etwa einmal wöchentlich durchzuführen.

Die Abbrandasche ist ein wertvoller Gartendünger und daher bestens nützlich und verwertbar.

Eine natürliche Wohnraumklimatisierung kann umfangreich verbessert werden durch einen altbekannten europäischen Kachelofen, als auch durch eine neuzeitliche WÄRMEKAMMER mit einem STAHLGRUNDOFEN infolge einer Verbrennung von Holzscheiter in einem Verbrennungsprozess mit einer Sauerstoffentnahme aus den bewohnten Innenräumen durch einen natürlichen Holzabbrand und mit einer Entsorgung der Rauchabgase in einem Abgasschornstein.

Durch diesen physikalischen Vorgang entsteht in den Wohnräumen im Gebäudeinneren ein Unterdruck mit der natürlichen Folgewirkung einer selbstregelnden kontinuierlichen Frischluftzufuhr einerseits aus dem Außenklimabereich über Fenster und Türen bei einer nicht restlosen Bausubstanzabdichtung, oder andererseits durch gezielte Stoßlüftungen über ebenfalls über Fenster und Türen zur Versorgung mit einer funktionsfähigen Frischluftzufuhr.

Eine funktionsfähige Frischluftzufuhr kann auch über gesonderte Frischluftrohrkanäle technologisch erreicht werden.
Die Verbrennungszuluft hat im Winter, nur wenige Gramm Wasser je Kubikmeter, trotzdem wird eine Grundofenheizung mit außergewöhnlicher Trockenheit, als eine ideale Innenwohnluft wohlwollend empfunden, im Gegensatz zu einer trockenen Zentralheizungsluft die in der realen Wahrnehmung **einer sogenannten Reizluft** zugeordnet wird mit einer empfundenen negativen Einwirkungsstufe der Atemluftqualität.

Erklärbar ist, diese negative Zuordnung der **Reizluft** beispielsweise aus einer Zentralheizung, durch eine körperliche Erkennung der höherwertigen Wärmeenergiequelle aus einem Holzabbrand in einem STAHLGRUNDOFEN mit Infrarotstrahlen im Bereich: **B** und **C**, mit einer Sechsfachwirkungsfolge, als auch bei einem herkömmlichen Kachelofen mit nur einer Zweifachwirkungsfolge.

Dieser große Unterschied wird positiv erkannt, indem die wohl empfundenen Infrarotstrahlen: im Gesamtwirkungsbereich: **B** und **C,** in einer **WÄRMEKAMMER**, System: **STAHLGRUNDOFEN** den menschlichen Körper höchstmöglich aufwärmen, weil die wirksamen Infrarotstrahlen tief eindringen, und angenehm einwirken, während die Wärme aus Zentralheizungsanlagen, als **Reizluft** wahrgenommen wird in einem wirkenden immerwährenden Kreislauf, als eine sogenannte Luftbewegungswalze bzw. einer Thermokreislaufwalze immer und immer wieder im Luftraum unserer Wohnräume kreisen, mit negativen Gesundheitsfolgen, durch einen gesundheitlichen Angriff im menschlichen Hals - und Rachenbereich durch Kleinstlebewesen die in diesem Bereich ideale Wachstumsvoraussetzungen vorfinden und nützen.

Diese Kleinstlebewesen in der Innenluft in unseren Wohnräumen gehen in eine **wasserfreie Überlebensform** über und werden entsprechend der technologischen Einwirkungen im Atemluftbereich bewegt, sodass diese Kleinstlebewesen nämlich die **Bakterien, Viren und Pilze** den Hals- und Rachentrakt bevorzugt als Lebensraum vorziehen, mit den dortigen idealen Temperaturen und einer ausreichenden Luftfeuchtigkeit,
und **so größtmöglich negativ auf die Gesundheit der Menschen einwirken können.**

Kurz ausgedrückt, ist nachfolgender physikalischer Vorgang wirksam, die Infrarotstrahlen erwärmen vornämlich die erfassbare Feststoffmaterie durch eine Abstrahlung von Infrarotstrahlen: **B** und **C** in die WOHN- und AUFENTHALTSRÄUME und durch eine Rückstrahlung von Infrarotstrahlen im Bereich: **C.**

Insbesondere bei der Lebenserweckung im Stadium der Entfaltung der größtmöglichen Lebensenergie wird durch die Aktivität und Aggressivität der **Bakterien, Viren und Pilze** die Gesundheit des menschlichen Körpers unausweichlich, mehr oder weniger, stark angegriffen mit verschiedenen Erkältungskrankheiten besonders wirkend in den kalten Jahreszeitabschnitten
in den Wintermonaten mit gesundheitsschädlichen Ein – und Auswirkungen.

Ein STAHLGRUNDOFEN unterbindet in natürlicher, physikalischer Weise weitgehend diese wahrgenommenen negativen Gesundheitseinwirkungen, durch eine WÄRMEEINWIRKUNG im Umgebungsluftraum des STAHLGRUNDOFENS durch die Vernichtung der Eiweiße dieser Kleinstlebewesen im Temperaturbereich von über +78 °C bis +300 °C und darüber bis etwa +480 °C.
Dieser physikalische Vorgang wird in der Regel unbeachtet in der Gesundheitserhaltung der Menschen wahrgenommen mit keiner Einleitung von Gegenmaßnahmen für eine Erhaltung der menschlichen Gesundheit.

Von großer wissenschaftlicher Bedeutung ist die Gesamtwirkung der Infrarotstrahlung im Bereich: B, zusammen mit dem Bereich: C, einwirkend im gesamten Dunkelstrahlungsbereich von höchsteinwirkenden und gesundheitsunschädlichen Infrarotstrahlen auf den menschlichen Körper im niederenergetischen Bereich, als Dunkelstrahler mit geringer Quantenenergie. Wissenschaftlich ist diese Gesundheitsvorsorge nachweislich ungefährlich in der Gesundheitserhaltung des Menschen und weist außerdem KEINE Nebenwirkungen auf !!!

Ein glühender STAHLGRUNDOFEN im **Infrarotstrahlungsbereich: A, ist gesundheitsschädlich** für die Netzhaut der Augen und steigert auch nachweislich eine Körperhautalterung, daher sind bei Bestrahlungen im Infrarotbereich: **A**, taugliche Schutzmaßnahmen erforderlich.

Die Tiefenwärmeeinwirkungen von Infrarotstrahlen im **Gesamtbereich: B und C, auf den menschlichen Körper entzünden ein aufbauendes Lebensfeuer gegen einen sogenannten**
BURNOUT und steigern eine positive Lebensfreude durch einen Gegenangriff !

Ein BURNOUT,
ist ein Erlöschen des Lebensfeuers, bei einer übergroßen Energieabgabe durch eine Überbeanspruchung der Leistungsfähigkeit des betroffenen Menschen infolge eines ausgebrannt **SEIN**, im geistigen und körperlichen Gesamtumfang.

Zur Überwindung dieses BURNOUT- ZUSTANDES wirkt zielführend eine Entspannung mit Infrarotwärme in Form einer gezielten Wärmeenergieeinstrahlung im Gesamtbereich: B und C, zum Aufbau von neuen Lebensenergiereserven im geistigen und körperlichen Bereich dieser krankhaften Menschen.

Dieser Aufbau von Lebensenergiereserven entscheidet letztlich zukunftsweisend über SEIN oder NICHT SEIN, einer Wiedergewinnung einer hohen Lebensqualität.

Eine Aufrüstung zur Wiederherstellung der Gesundheit ist kostengünstig **NUR** durch eine Selbsttherapie, verbunden mit einer Lebensneuausrichtung zielführend umsetzbar, zur Gesundheitswiederherstellung mit einem hohen wirkenden Kostennutzenfaktor für eine hohe gesteigerte und zielführende menschliche Lebensqualität.

Ein neuzeitlicher **BURNOUT** ist ein Erschöpfungszustand nach Verbrauch aller körperlichen und geistigen Reserven eines Menschen und führt auf der körperlichen Ebene in der Regel zu Kopfschmerzen, Herz- und Kreislaufbeschwerden, Bluthochdruck, Muskel- und Rückenschmerzen, als auch zu Schlafstörungen bis hin zu einer **Partnerschaftsvernachlässigung** mit allen möglichen nachfolgenden und wirkenden Selbstzerstörungsmaßnahmen.

Diesen Gesundheitszustand zu überwinden erfordert **Ausdauer**, **Mut, sowie Ideen** für eine **Umsetzung** einer Gesundheitswiederherstellung und einer zielführenden Bekämpfung dieses negatives Krankheitszustandes durch eine ausdauernde Energiezuführung beispielsweise von Infrarotstrahlen die tief in die menschlichen Körperzellen und Körperorgane eindringen und einen neuen Energieaufbau umsetzen können, um das Gefühl einer Sinnlosigkeit mit einer Einengung einer Aussichtslosigkeit beseitigen zu können für eine optimistische und nützliche Gegensteuerung mit einer positiven Selbsthilfe einer Wiederherstellung der Selbstfindung für eine wohlfühlige und beglückende Lebensqualität aufzubauen in einem

ICH, eines DU und eines späteren WIR !

Die Entscheidungsfindung liegt in einer ICH ANNAHMEBEREITSCHAFT und Umsetzung für einen notwendigen ICH GESUNDHEITSAUFBAU !!!

Die heutigen Menschen haben sehr viel

- wovon sie leben, aber sehr wenig
- wofür sie leben ...

Die zentrale Suche nach **Sinnhaftigkeit** berührt den Menschen außerordentlich in allen vergangen Zeitabschnitten und umschließt das sogenannte SEIN ganzheitsbezogen in der Regel mit einer positiven Gesundheitsgrundausrichtung in allen bezogenen Bereichen und Belangen.

Neue Energiereserven kann der Mensch in jeder Lageentwicklung einsetzen, um gegen ein

- Auseinanderfallen wegen Überbelastung und keiner Handlungsfähigkeit für mögliche und erforderliche
- Lösungsentscheidungen einleiten zu können für eine Ausschaltung und Befreiung von negativer Energie um einen
- Neuaufbau vornehmen zu können mit positiver Energie und mit einer Zuversicht und einen Glauben an ein **ICH** !

Wir sollten uns immer selbst fordern, aber nicht überfordern !

Die heutigen Menschen haben sehr viele Kontakte zu anderen Menschen, aber zu wenige **innere** standhafte Bindungen bzw. Verbindungen zu anderen Menschen, die eine positive und umfassende lebenswerte Zielausrichtung aufweisen für ein übergeordnetes **Miteinander**.

In dieser Bezugslage sollten wir versuchen, eine Entscheidungslösung anzustreben, in einer Aufrüstung von positiven Zielvorgaben, **die einen schnellen Aufbau von Lebensenergie erlauben durch einen einfachen, leistbaren und raschen Anwendungsumfang einer rasch wirkenden Lebensenergie mit Wärmeeinwirkungen durch hochwirkende Infrarotstrahlen.**

Eine regelmäßige Nutzung von Infrarotstrahlung im Gesamtbereich: **B** und **C,** aus einem STAHLGRUNDOFEN in einer WÄRMEKAMMER, Gesundheitszelle bzw. Tepidarium

entgiftet außerordentlich wirksam den menschlichen Körper umfassend durch eine Ausscheidung
von abgelagerten Abfallschadstoffen, die unter der Hautoberfläche abgelagert sind und nur durch die Einwirkung von **Körperschwitzen** in einer selbstbestimmbaren Zeitabfolge entsorgt werden können und diese Giftstoffe sind:

- Schlacken,
- Säuren und
- Umweltgifte, sowie
- Schwermetalle.

Ein neuzeitlicher STAHLGRUNDOFEN erfüllt alle denkbaren Planungsvorgaben und Anwendungsmöglichkeiten nach dem **letzten Stand der Technik** in allen

- **technologischen** und
- **physikalischen,** sowie
- **medizinischen** Grundlagenbereichen, **für eine höchstmögliche Lebensqualität** durch eine Nutzung von Anwendungswissen mit geprüften und umsetzbaren, sowie kostengünstigen **und erneuerbaren Infrarotstrahlen im Gesamtbereich: B und C, zum Aufbau eines lebenswichtigen menschlichen Immunsystems** beispielsweise gegen massive Gesundheitsbeeinträchtigungen eines möglichen Schimmelpilzbefall in unseren WOHN - und AUFENTHALTSRÄUMEN.

Ein sogenannter Schimmelpilzbefall kann nur bei bestimmten

- physikalischen Voraussetzungen entstehen und wirkt mit sehr massiven gesundheitsschädlichen Einwirkungen auf die Menschen mit großen **negativen Krankheitsfolgen** ein.
- Auch bei guter Bausubstanz von Gebäuden kann wahlweise die **Wärme**, als bestimmender Faktor zusammen mit ausreichender Luftfeuchtigkeit einen gesundheitsschädlichen PILZWACHSTUM in unseren WOHN - und AUFENTHALTSRÄUMEN bewirken, indem sich die Pilzsporen vorzugsweise auf besondere Außenwandflächen niederlassen, die entsprechende physikalische Voraussetzungen aufweisen, für einen Pilzwachstum.
- Ein Schimmelpilzbefall kann technologisch verhindert werden, im erforderlichem Umfang durch einen Entzug von gleichzeitig, biologisch, lebensnotwendiger WÄRME- und LUFTFEUCHTIGKEIT in unseren Wohn- und Aufenthaltsräumen durch eine bestwirkende WÄRMEEINWIRKUNG einer Beheizung mit einer Strahlungswärmeeinwirkung im Infrarotstrahlungsbereich: **B** und **C,** auf die Baustoffmaterie in unseren WOHN - und AUFENTHALTSRÄUMEN und somit auf alle

    - Wände,
    - Decken und
    - Böden.

Eine erhöhte Luftfeuchtigkeit in WOHN- und AUFENTHALTSRÄUMEN ist durch ein Übermaß einer Wäschetrocknung, oder durch eine Überfülle von Gewächsen sehr leicht erreichbar bzw. erzielbar und sollte durch eine ausreichende und regelmäßige Stoßlüftung der Luftmassen in unseren WOHN - und AUFENTHALTSRÄUMEN verhindert bzw. abgebaut werden, damit **kein** Schimmelpilzbefall physikalisch ermöglicht werden kann.

Diese bezugsbezogenen physikalischen Maßnahmen werden besonders wirksam ausgeschaltet durch eine Verbesserung der Atemluft gegen Feinstaubpartikel mit deren Kleinstlebewesen wie
Bakterien, Viren und Pilze

in der Ausschaltung von negativen Gesundheitseinwirkungen durch eine Anreicherung mit besteinwirkenden negativen IONEN in der Atemluft in unseren WOHN - und AUFENTHALTSRÄUMEN, die in der Regel

zwei bis fünfmal höher belastet ist.

Eine WÄRMEKAMMER, System: STAHLGRUNDOFEN eingesetzt als WOHNRAUMHEIZUNG sorgt für eine Gesundheitserhaltung in der Regel durch ein geschlossenes System mit einer Frischluftzufuhr und Abluftentsorgung im

- Sommer und
- Winterbetrieb in unseren Kleinklimabereichen In WOHN- und AUFENTHALTSRÄUMEN in Gebäuden.

Die Innenraumluftklimatisierung wird bestmöglich erreicht durch die Zuführung von erforderlichen frischen Sauerstoff vom Großraumklima aus dem Außenluftbereich und sorgt in der Regel durch diesen physikalischen Vorgang für einen natürlichen Luftaustausch im Kleinklimabereich in unseren Gebäuden.
Dieser Luftaustausch wird erreicht durch :

- eine Stoßlüftung über
- Fenster und Türen, oder
- durch eine vertikale oder horizontale, gesonderte Zuluftanlage vom Außenbereich des GROSSKLIMABEREICHES in den Innenbereich des KLEINKLIMABEREICHES in unseren Gebäudeanlagen, und kann in einem besonderen
  Umfang gesteigert werden durch die bestwirkenden negativen IONEN in erforderlichen großen Mengen in der Atemluft in unserem WOHN - und AUFENTHALTSRÄUMEN.

Derzeit fehlt in unseren Wohnbereichen ein kostengünstiges und einfaches zertifiziertes, sowie anwendungsfähiges
negatives IONENERZEUGERGERÄT für eine Massenanwendung in den Händen der Anwender nämlich der Bevölkerung für eine SELBSTTHERAPIEANWENDUNG in unseren Wohnbereichen in welchen wir ca. 80% unseres Lebens verbringen.

Mit einem solchen Gerät könnten
negative IONEN
eine hochwirkende Gesundheitsverbesserung der Atemluft umsetzen in unseren VIER WÄNDEN und könnten beitragen viele Krankheitsbeeinträchtigungen zu bekämpfen und auszuschalten neben einer WÄRMEENERGIEANWENDUNG mit Infrarotstrahlen: **B** und **C**.

Bezüglich einer Gesundheitserhaltung des menschlichen Körpers durch
Infrarotwärmeeinwirkungen in einer
WÄRMEKAMMER, System: STAHLGRUNDOFEN, mit einer Sechsfachwirkungsfolge wäre noch anzuführen:

Eine wirkende Gesundheitserhaltung ist zweifellos verbunden mit einem hohen Wirkungsanteil von Gesundheitsanwendungen im Bereich von WÄRME - und WASSERANWENDUNGEN für die Erhaltung der menschlichen Gesundheit im menschlichen Körper in einer Zusammenwirkung von feinfühligen SINNESWAHRNEHMUNGEN durch einen hochwirkenden Energieeinfluss.

Aus diesem Grunde ist es von grundsätzlicher Bedeutung, dass VOR und NACH einer Nutzung einer Wärmeanwendung in einer WÄRMEKAMMER, System: STAHLGRUNDOFEN, mit einer Sechsfachwirkung eine ausreichende TRINKWASSERAUFNAHME im menschlichen Körper vorsorglich vorgenommen werden soll, damit eine hochwirkende SELBSTTHERAPIE in allen Gesundheitsbelangen erfolgversprechend umgesetzt werden kann im wirkenden Wärmeinfrarotanwendungsbereich mit nachfolgenden Bezugsebenen einer Körperentgiftung,

- in der ersten Rangfolge mit einer Körperentgiftung über die **Leber** und in der
- zweiten Rangfolge einer Körperentgiftung über die **Niere** und in der
- dritten Rangfolge über eine weitere größtmögliche gesundheitsfördernde Entgiftung über die **Körperhautoberfläche** in Verbindung mit einem Körperwohlgefühl durch einen **Körperschwitzvorgang** auf der gesamten menschlichen Körperhautoberfläche mit einer langsamen SCHWEISSABGABE ohne eine Erzeugung eines Hitzestaues durch eine natürliche und körpereigene Temperaturregelung.

Dieser Schwitzvorgang führt physikalisch zu einer verstärkten Hautdurchblutung mit einer erwünschten Wirkungsfolge einer intensiven Hautreinigung von Schad - und Giftstoffen die unter der menschlichen Hautoberfläche abgelagert sind mit einer gleichzeitigen Förderung der Elastizität des Bindegewebes als auch in einer besseren sogenannten Hautatmung in Verbindung mit einer großen Leistungssteigerung für eine angestrebte und mögliche Blutdrucksenkung, als auch zusätzlich einwirkend für eine bessere Gehirndurchblutung, sowie bei kreislaufgeschwächten Menschen eine Gesundheitsanwendung im Anwendungstemperaturbereich bei ca. 39 Grad Celsius durch eine Infrarotbestrahlung: **B** und **C.**
Dadurch erfolgt KEINE Körperstressbildung und letztlich erbringt diese Maßnahme eine besserwirkende Langzeiteinwirkung mit einer verstärkten Lymphdrainage durch eine besondere Belebung des gesamten menschlichen Körpers , besonders einwirkend **nach großen Arbeits - oder Sportbelastungen**.

Es erfolgt auch zusätzlich eine Stärkung der Elastizität der Blutgefäße, sowohl bei vorhandenen rheumatischen Beschwerden, als auch bei chronischen Gelenkserkrankungen, oder bei bestehenden Muskelverspannungen oder Muskelverhärtungen und auch bei Migränebelastungen, ebenso bei CELLULITIS - PROBLEMSTELLUNGEN, sowie auch
bei Erkältungen, bei grippalen Infekten, Bronchitis, Nebenhöhlenbeschwerden, Ohrenschmerzen, Blutergüssen und dergleichen.

Die Infrarotstrahlen: **B** und **C**, wirken auch als eine gezielte Gegensteuerung bei einfachen fortschreitenden Verstopfungsprozessen der feinen Blutgefäßsysteme im Körper, als auch bei kreislaufgestörten Menschen im zunehmenden Alter und außerdem sind auch längere Aufenthalte in der WÄRMEKAMMER, System: STAHLGUNDOFEN, bei ca. + 36 Grad C bis + 37 Grad C im körpereigenen Temperaturbereich durch einwirkende Selbstwirkungsheilungskräfte möglich durch eine Selbsttherapie ohne Fachexperten.

Eine WÄRMEEINWIRKUNG durch einen STAHLGRUNDOFEN verbessert die Sauerstoffzuführung durch eine Frischluftzuführung der Atemluft für unsere Lunge aus dem Bereich des Außenluftklimas in den Innenraumluftbereich von WOHN - AUFENTHALTSRÄUMEN. In weiterer Folge bewirkt eine hochwertige Sauerstoffzuführung eine Verbesserung des körpereigenen Blutgefäßsystem und ermöglicht hierdurch eine Verbesserung aller Körperzellen und Körperorgane.

Dadurch erfolgt ein besserer Aufbau der Körperenergiesteigerung und bewirkt eine merkbare hohe Steigerung der **LEBENSLUST** in allen Bereichen des täglichen Lebens.

Und nicht unbeachtet sollte sein durch diese Gesundheitsanwendung auch eine Förderung des Stoffwechsels im sanften und lauen Wohlgefühlsbereich durch Infrarotstrahlen im DUNKELSTRAHLUNGSBEREICH : **B** und **C**, ohne negative Gesundheitseinwirkungen von möglichen chemischen Medikamenten und Produkten die oftmals ohne Notwendigkeit einer Akutbehandlung eingenommen werden.

Auch eine Anregung für einen besseren Energieflusses ist in einer harmonischen Zusammenwirkung aller menschlichen Organe und Körperzellen möglich und bewirkt
ein langanhaltendes, zeitliches, körperliches, geistiges und seelisches WOHLEMPFINDEN durch eine angestrebte Zielausrichtung für einen besseren Körperaufbau mit einer hochwertigen Lebensenergieausrichtung für eine Entfachung eines größeren Lebensenergiefeuers durch eine Gesundheitsanwendung in einer begehbaren WÄRMEKAMMER, System: STAHLGRUNDOFEN mit einem größeren Luftraumvolumen und vielen weiteren Gestaltungsmöglichkeiten im gesamten Infrarotbestrahlungsbereich: **B** und **C,** im

- stehenden
- sitzenden oder
- liegenden Zustand und wirkt so mit einer hochwertigen Infrarotbestrahlung: **B** und **C,** zum besseren Aufbau unserer menschlichen Gesundheit !

Im Gegensatz hierzu weist eine handelsübliche **Infrarotkabine** wesentlich weniger Luftraumvolumen auf, und allein aus diesem Grunde ist kein höherer Leistungsumfang möglich.

Außerdem kann eine begehbare WÄRMEKAMMER, System: STAHLGRUNDOFEN bei entsprechender guter Planung und Bauausführung einen wahlweisen Empfang von Infrarotstrahlen: **B** und **C,** oder nur von Infrarotstrahlung: **C** ermöglichen.

Diese Besonderheit ist erreichbar durch eine sogenannte

ÜBERECK - AUSFÜHRUNG

die besonders gerne angenommen wird von

Frauen und Kinder im physikalischen geringeren INFRAROTWÄRMEEINWIRKUNGSBEREICH : **C** auf die menschliche Hautoberfläche.

Bezüglich einer Untersagung einer Infrarotwärmeanwendung in einer WÄRMEKAMMER, System: STAHLGRUNDOFEN wird angeführt:

Bei bestimmten körperlichen Erkrankungen bzw. bei körperlichen negativen ISTZUSTÄNDEN ist eine WÄRMEANWENDUNG NICHT ZU EMPFEHLEN, beispielsweise bei:

- Entzündungen von Teilbereichen des Körpers,
- Blutungen,
- Unfallverletzungen,
- Fieberzuständen,
- Infektionen aller Art,
- Venenentzündungen,
- Venenverschluss,
- Blutgerinnsel,
- Durchblutungsschwellungen,

- Durchblutungsstörungen,
- Sensibilitätsstörungen
- Eigenkontrollverlust, und dgl.

Bei allen **Risikofällen** ist vor einer Anwendung einer Infrarotstrahlung immer eine ärztliche Beratung erforderlich und unerlässlich.

Unser Gehirn, als Schalt – und Kommandozentrale
wirkt als Entscheidungsträger bei allen Maßnahmen in
der Anwendung von natürlichen Infrarotstrahlen:
B und **C,**
und stellt hierdurch einen

GOLDENEN SCHLÜSSEL in der

Gesundheitserhaltung des Menschen dar.

Der Bereich des menschlichen Gehirnes umfasst als **Entscheidungsträger** den

- Vergangenheitsbereich, sowie den
- Gegenwartsbereich, als auch den
- Zukunftsbereich und ist als ZENTRALKOMMANDOSTELLE in der empirischen Entwicklungsrangfolge mit einer unglaublichen Fülle von verwertbaren Informationen für geistige und körperliche Anwendungslösungsfindungen unersetzbar !!!

In dieser Betrachtungsweise ist unser Gehirn ein

UNIVERSUM IN SICH,

in einem einmaligen und umfassenden Gestaltungsbereichsumfang.

Die wissenschaftlichen Forschungen über unser Gehirn erfolgte in der Vergangenheit weltweit mit angestrebten **großen** wechselseitigen Erfolgsergebnissen für eine Enträtselung bzw. besser ausgedrückt, als eine Rätsellösung von nicht gelösten und noch zu erforschenden offenen Fragen der Funktionsvorgänge, die unser Gehirn imstande ist zu lösen mit brauchbaren Lösungsergebnissen zur Erhaltung unserer Lebensvorgänge.

Prozentmäßig ist unsere Gehirnmasse nur geringfügig erforscht.

Unsere Gehirnkonstruktion ist ein Produktergebnis in lebender Gestaltungsform und wird in der Ebene der ursprünglichen Entstehungsform in der erfolgten vergangenen empirischen Entwicklungsstufen in der Lebensentwicklung des lebenden Lebewesen Mensch im IST – ZUSTAND, empirisch, nämlich in der Lehre die alleine die Erfahrung als Erkenntnisquelle gelten lässt weiterentwickelt durch die jeweilige Lebensweitergabe an unseren Nachkommen, nämlich an unsere Kinder und Kindeskinder.

In diesem Zusammenhang besitzen zur Zeit verschiedene Länder eine Sonderstellung in der Lösung von offenen Fragen in der gegenwärtigen Gehirnforschung von wissenschaftlichen großen Zielvorgaben, die gesundheitstechnologisch gewertet werden können.

Das Ziel ist offensichtlich die menschliche Gesundheit zu steigern, damit in diesen Zusammenhang eine höhere Lebensqualität erreichbar wird für eine höhere LEBENSLUSTBEGLÜCKUNG.

Hierdurch wird nach meiner Beurteilung weltweit ein hoher Kostenaufwand aufgewendet für eine höherwertige menschliche Gesundheitserhaltung im Bereich des Informationsleitungssystemes des menschlichen Gehirnes.

Die Zukunft wird zweifelsfrei, positive und nutzbringende Ergebnisse erbringen, soweit eine Enträtselung der Gehirnstruktur überhaupt möglich ist im erwünschten Bereichsumfang.

Die medizinischen und technischen, sowie die biologischen Forschungen betreffen alle Menschen mehr oder weniger in der Auswirkung der Suche nach einer hochwertigen Hilfestellung zur Erhaltung und Bewahrung einer besseren menschlichen Gesundheit.

Wir Menschen sind naturverbundene Lebewesen im
Lebensbereich von Lebensbeginn an und in der Folge bis zum **LEBENSENDE** mit einem wechselseitigen

- Gesundheitsaufbau und
- Gesundheitsabbau, solange unsere Lebensenergie durch unser Gehirn in Verbindung mit allen Körperzellen eine Verbindungsebene der Lebenserhaltung besitzt für eine funktionsfähige Gesundheitserhaltung in NATUR - PUR und UR - NATUR.

Unser Gehirn verarbeitet und lenkt das **ERLEBTE** und **LEBENDE GESCHEHEN** in und mit umfassenden Informationsverbindungen zu und von allen Körperzellen und Körperorgane in einem geordneten MITEINANDER
in einer höchstmöglichen Kommunikationsverbindung, ebenso in einer geordneten Zusammenwirkung von verbundener und gegenseitiger Abhängigkeit in allen Lebensabläufen und Lebenslagen.

Wobei die Krankheitsschmerzbelange bei einer Krankheit einen besonderen Stellenwert in der Wahrnehmung **INNE** hat, weil die KÖRPERSCHMERZEN besonders negativ wirken und schmerzverursachend wahrgenommen werden.

Die einwirkenden Körperschmerzen verarbeitet unser Gehirn mit einer positiven Lösungssuche für eine Ausschaltung von negativen Einwirkungen mit einem positiven Lösungsansatz für eine

Gesundheitsverbesserung durch die Ausschaltung von krankheitsbedingten Ursachen.

Bis in die nahe Vergangenheit war die medizinische Wissenschaft der Überzeugung, dass das menschliche Gehirn und das IMMUNSYSTEM kaum einen Einfluss zueinander ausüben können, aber diese Annahme muss nunmehr richtiggestellt werden durch die
reale Tatsache, das selbst das Gehirn nicht in der Realität ausreichend geschützt ist durch das körpereigene, untergeordnete Körperschutzsystem des Immunsystemes.

Diese Tatsache ist zur Kenntnis zu nehmen.

Das Denkorgan Gehirn, als Befehlszentrale
über alle menschlichen Körperzellen und Körperorgane ist deshalb selbst nicht ausreichend geschützt, vor

- Infektionskrankheiten oder
- Entzündungen bzw. gegen sonstigen negativen
- Schadenseinwirkungen,

gegen äußere Krankheitsangriffe.

Aus diesem Grunde hat das Gehirn selbst eine eigene, gesonderte Form von Abwehrkämpfer entwickelt gegen eindringende Krankheitserreger, die wahre Verwandlungskünstler sind in der hochsensiblen Rolle, als Abwehrkämpfer
gegen diese krankmachenden Erregereindringlinge, wie oben beschrieben und einen überaus großen Erfolg in der Regel erzielen in der Bekämpfung dieser Krankmacher bzw. Krankheitserreger.

Diese **Abwehrkämpfer** sind wahre

Gehirnsoldaten
und dienen in ausreichenden Mengen der Schutzbereitschaft der Gehirnzellen in

Verbindung mit den ebenfalls verfügbaren sogenannten Mechanikerzellen, als **Pionlersoldaten** zum eventuellen Wiederaufbau von bereits geschädigten Gehirnzellen zur
Selbst - Sofort - Reparatur
im biologischem Umfang und dienen damit zur Gesundheitserhaltung des Menschen.

Viel ist zweifellos noch
nicht restlos wissenschaftlich gelöst im Informationssystem in der derzeitigen weltweiten Gehirnforschung, aber es wird nur eine Frage der Zeit sein, bis die noch weiteren offenen Fragen gelöst sein werden zum

- Schutze gegen Krankheiten aller Art und gegen auslösende
- KÖRPERSCHMERZEN und
- Schmerzempfindungen.

Ein SCHMERZ, sei er körperlich, geistig oder seelisch ist eine grausame Geißel und begleitet uns von Kindheit an bis in das hohe Alter durch eine Beeinträchtigung der Lebenslust.

Eine Befreiung von Schmerzempfindungen kann erfolgen durch

- Therapieformen im natürlichen
  Pur-Natur und Ur-Natur-Bereich ohne Nebenwirkungen,
  oder durch
  Medikamente, also durch chemische Erzeugnisse, die immer Nebenwirkungen beinhalten !

Die natürlichen ANWENDUNGSBEREICHE mit empirisch erprobten Heilbehandlungsmittel können bevorzugt angewendet werden, durch:

- Wärmeanwendungen, als auch fallweise durch
- Kälteanwendungen, sowie von
- Heilbäderwasserbehandlungen, als auch durch neuzeitliche
- homöopathischen Heilbehandlungen, sowie durch
- Akupunkturbehandlungen, die oftmals in Sekundenschnelligkeit in der Tat alle Schmerzeinwirkungen teilweise oder ganz beseitigen können und zwar nicht nur kurzzeitig, **sondern auch langfristig, dauerwirkend !!!**

Als Schmerzbeseitiger, oder auch als Ursachenbeseitiger kann eine Akupunkturbehandlung in der Tat auch langzeitlich Körperschmerzen beseitigen und so eine körperliche oder geistige Leistungsunfähigkeit sofort zeitgleich wiederherstellen mit einer außerordentlichen großen KOSTENGÜNSTIGKEIT.

Die Wissenschaft bestätigt diese Aussagen die fallweise möglich sind mit einer augenblicklichen

- Schmerzbeseitigung, als auch einer dauerhaft wirkenden
- Gesundheitserhaltung des Menschen, durch eine Anwendung der herkömmlichen überlieferten, **traditionellen chinesischen Medizin** in manchen Behandlungsfällen.

Solche unglaublichen Heilerfolge sind wissenschaftlich nachgewiesen und sind Stand der Wissenschaft.

So nebenbei kann festgestellt werden, nach L. TOLSTOY:

SCHMERZ IST EINE GRAUSAME ERFAHRUNG ...

Oder anders ausgedrückt, die aktivsten Wachareale im menschlichen Gehirn benötigen die beste Erholung, d. h. diese Nervenverbände sind gebrauchsabhängig und können bei großer Übermüdung völlig ungewollt auch im Wachzustand abschalten, um diese Zellen-Bereiche, besonders im Stirnareal bei Bedarf eine erforderliche Erholung sofort in

SEKUNDENSCHNELLIGKEIT

ermöglichen.

Dieser Vorgang wird als der gefürchtete Sekundenschlaf bei einer Übermüdung während einer Lenkung eines Kraftfahrzeuges bezeichnet.

Wesentlich ist, dass unser Gehirn als zentrales Nervensystem, falls es nicht selbst von einer Krankheit befallen ist, jederzeit versucht und auch gerüstet ist, alle erforderlichen Vorgänge **positiv** zu steuern im Bereich einer Gesundheitserhaltung.

Näheres siehe inhaltlich in den Forschungsergebnissen der UNIVERSITÄT SALZBURG.

Abschließend wird hierzu ausgeführt:

Rette dich vor einer nicht ausreichenden ERHOLUNG bei Schlafstörungen von verursachenden negativen Lebensumständen und ergreife brauchbare RETTUNGSANKER für eine anzustrebende LEBENSZUFRIEDENHEIT zur Erhaltung der Gesundheit durch eine Lebensbereicherung einer Gesundheitsvorsorge und Gesundheitserhaltung, unter Zuhilfenahme von natürlichen Gesundheitserhaltungsmaßnahmen für eine wirkende Verbesserung der eigenen Gesundheitsvorsorge.

Um diesen angestrebten gesundheitlichen Zustand zu erreichen, kann eine Selbsteinbringung von tauglichen Nutzungsmaßnahmen, beispielsweise eine Wärmeenergieeinwirkung durch eine WÄRMEKAMMER, GESUNDHEITSZELLE als TEPITARIUM neben anderen natürlichen möglichen Heilmaßnahmen eine größtmögliche nützliche Gesundheitsvorsorge darstellen, und so eine brauchbare Hilfestellung sein zur Erhaltung der menschlichen Gesundheit.

Die Entwurfsplanung der WÄRMEKAMMER, System: STAHLGRUNDOFEN mit einer Sechsfachwirkungsfolge wurde anlässlich eines Badebesuches mit meinen begleitenden Fachexperten in BAD WILDBAD im Schwarzwald im zeitlichem Vorlauf im Jahre 2001 entsprechend meiner Entwurfsvorstellungen besprochen bzw. angedacht und der Probebetrieb wurde durch mich und meinen Freunden gemäß dem Stande der Wissenschaft im praktischen Bereichsumfang eingehend gemäß den Entwurfsplanungen und den zwischenzeitlichen erfolgten Verbesserungsvorschlägen durch die meinerseits beauftragten Fachexperten in WIENERHERBERG, NIEDERÖSTERREICH, vorerst anwendungsreif,
im Umfang eines tauglichen Nutzungsumfanges geprüft und umgesetzt.

Für einen Badegang von „6“ Personen werden ca. 15 kg Brennholz in Form von Scheitholz benötigt. Der Wärmeenergiebedarf ist daher rechnerisch feststellbar durch 15 kg Scheitholz, mal 4,00 KWh, ergibt 60 KWh Nutzenergie für einen Badegang und ist somit sehr kostengünstig durch einen festgestellten und geprüften Kostennutzenfaktor.

In den Wintermonaten ist es besonders angebracht die Wärmeenergie in einer WÄRMEKAMMER, System: STAHLGRUNDOFEN mit Infrarotstrahlen: **B** und **C** für eine Stärkung des menschlichen Immunsystemes des Körpers zu nützen für eine hochwirksame Leistungssteigerung einer Gesundheitsvorbeugung und Gesundheitserhaltung.

Eine besondere Entwurfsplanung einer WÄRMEKAMMER, System: STAHLGRUNDOFEN ermöglicht mit einer
einzigen Wärmequelle auch eine Edelstahlwasserbadewanne für zwei Personen im angrenzenden Badezimmer, die in meiner Anlage an der Seitenwand der WÄRMEKAMMER örtlich aufgestellt wurde direkt zu beheizen für eine genussvolle Nutzung einer Warmwassergesundheitsanwendung.
All diese Anforderungen erfüllt eine WÄRMEKAMMER, System: STAHLGRUNDOFEN als eine zusätzliche und ergänzende Steigerung einer Anwendungsnutzung für eine Gesundheitserhaltung des Menschen.

Des weiteren kann eine weitere gesteigerte und zusätzliche Entwurfsplanung umgesetzt werden in der Gesundheitsnutzung der WÄRMEKAMMER, System: STAHLGRUNDOFEN im Nutzungsumfang in

zwei oder drei Höhennutzungsebenen von Aufenthaltsbereichen in der WÄRMEKAMMER,

System: STAHLGRUNDOFEN, ebenfalls gleichzeitig und gleichortig durch Holzkonstruktionsgestaltungen im Aufenthaltsbereich der WÄRMEKAMMER bis zur Deckenunterkante JE nach Bedarf einer gewünschten Anwendungsnutzung.

Welch ein anderes natürliches Gesundheitsanwendungssystem einer Gesundheitsanlage kann eine Überbietung von höherwertigen Gesundheitsanwendungsmöglichkeiten gleichzeitig und gleichortig anbieten in einer gesamtumfassenden ANWENDUNGSGESAMTSUMME ???

Eine WÄRMEKAMMER, System: STAHLGRUNDOFEN mit einer Sechsfachwirkungsfolge, kann eine sehr hochwertige und besondere Baugestaltung aufweisen, wie beispielsweise ein römisches TEPITARIUM aufgewiesen hat, vor 2000 Jahren mit färbigen Marmorplatten oder von färbig bemalten und glasierten Keramikdarstellungen in verschiedenster Formgebung an Wänden, Decken und Böden, oder in hochtechnischer Hinsicht mit farbigen Glasflächen mit einem hohen LICHT - und GESTALTUNGSEFFEKT beinhalten, oder ganz besondere, künstlerische Marmordarstellungen in und außerhalb des Tepidariums aufweisen.

Der Rohbau wurde bei meiner geprüften Anlage, WÄRMEKAMMER, System: STAHLGRUNDOFEN, in massiver Bauweise in der ersten Jahreshälfte im Jahre 2006 fertig gestellt.

Bei einer hochwertigen Gesundheitsanwendung sind **drei** Bereiche maßgeblich:

- Wärme,
- Wasser, und
- Ruhe.

Eine WÄRMEKAMMER, System: STAHLGRUNDOFEN kann auch außerhalb von bewohnten Gebäudeanlagen errichtet werden, so zum Beispiel:

- in einem Gartenhaus oder
- in einer Fischerhütte oder auch
- in einer Almhütte
- usw.

Und auch ohne E- Anschlüsse gesundheitstechnologisch genützt werden.

Erforderlich ist eine Mindestfläche von ca. 6 m² Nutzfläche für eine einfache Gestaltungsplanung einer WÄRMEKAMMER bzw. bei einer größeren Nutzfläche nach Wunsch sind keine Anwendungsgrenzen gesetzt.

Auch können zusätzliche nebenliegende Ruheräume mit Betten oder einem Massagetisch für eine nutzbringende Gesundheitsergänzungsbehandlung geplant und ausgeführt werden.

Meine WÄRMEKAMMER, System: STAHLGRUNDOFEN wurde technologisch besonders umfassend geplant und umgesetzt, und zwar:

- die **WÄRMEKAMMER**, System: **STAHLGRUNDOFEN**, wird bestmöglich beheizt vom Keller aus,
- gleichzeitig wird das Badewasser in eine Edelstahlbadewanne direkt beheizt durch den Stahlgrundofen für „2" Personen,
  die im angrenzenden Badezimmer örtlich aufgestellt ist.

Die begehbare WÄRMEKAMMER hat zwei bauliche Höhenebenen von Aufenthaltsbereichen und kann durch bauliche Holzkonstruktionsgestaltungen höhenmäßig in weiteren Aufenthaltsbereichen wunschgemäß erweitert und genützt werden.

Eine Wärmekammer, System: Stahlgrundofen mit einer Sechsfachwirkungsfolge, kann eine sehr hochwertige besondere Baugestaltung aufweisen, wie beispielsweise ein römisches Tepidarium aufgewiesen hat, beispielsweise vor 2000 Jahren mit ca. 4 cm dicken färbigen Marmorplatten von der Größe ca. 1,75 × 0,75 m, bzw. mit färbig handbemalten und glasierten Keramikfliesendarstellungen in verschiedenster Formgebung an Wänden, Decken und Böden oder in hoch-technischer Hinsicht mit farbigen Glasflächen mit einem hohen Licht- und Gestaltungseffekt beinhalten oder ganz besondere, künstlerische Marmordarstellungen in und außerhalb des Tepidariums aufweisen oder auch eine handgesteuerte Frischluftzuführung in das Tepidarium beinhalten.

Eine weitere wesentliche Besonderheit beinhaltet gleichzeitig und gleichortig eine brauchbare Umsetzung von zwei nutzbaren Infrarotstrahlungsbereichen jeweils einwirkend im Bereich : **B** und **C**, als auch getrennt nur im Anwendungsbereich: **C**,

einerseits

in einer

- ersten Nutzungsflächenbereichsebene durch einen direkten Empfang auf die gesamte Hautoberfläche des menschlichen Körpers von Infrarotstrahlen: **B** und **C**, mit geprüften und unschädlichen positiven höchsteinwirkenden Infrarotstrahlen: **B** und **C**, die empfangen werden können in eine größeren Anwendungsflächennutzungsbereich in der begehbaren WÄRMEKAMMER, System: STAHLGRUNDOFEN, und

anderseits

kann vorsorglich durch eine zusätzliche bauliche, sogenannte **ÜBERECKAUSFÜHRUNG** in einer

- zweiten Nutzungsbereichsebene eine Nutzung erfolgen mit einer indirekt wirkenden Infrarotstrahlung: **C**, die ein wenig geringer tief in die menschliche Hautoberfläche einwirken kann, in einer kleineren Nutzungsflächenbereichsebene in der WÄRMEKAMMER, System: STAHLGRUNDOFEN, nach Ing. Franz TEIZER.

Den Empfang NUR von Infrarotstrahlen: **C**, bevorzugen

FRAUEN und KINDER oftmals genussvoll mit einem sanfteren und laueren wirkenden Wärmeempfang.

Durch diese Ausführungsplanung im Luft-Wärme-Temperaturbereich von + 38 Grad Celsius bis + 39 Grad Celsius erfolgt bestwirkend gleichzeitig und gleichortig, eine wahlweise Nutzung im Infrarotstrahlungsbereich: **B** und **C**, durch eine tiefere ca. 0,5 mm tiefe Einwirkungsstrahlung von Infrarotstrahlen im Bereich: **B** und **C**, oder nach Wunsch in einer geringeren Tiefeneinwirkung in den menschlichen Körper durch Infrarotstrahlen: **C** mit einer Eindringtiefe in die menschliche Hautoberfläche von ca. 0,1 mm.

Eine **FRAGE** ist in diesem Zusammenhang angebracht:
Welch ein anderes Wärmeanwendungssystem ist in der Lage, wie zuvor beschrieben gleichzeitig und gleichortig zwei verschiedene Infrarotwärmeeinwirkungen nach Wunsch wahlweise **gleichzeitig und gleichortig** in verschiedenen Nutzungsbereichen zur Nutzung anzubieten ?

Eine Wohlfühlwärmeanwendung mit hochwirkenden Infrarotstrahlen hatte in allen Zeitbereichen der Menschen:

- in der **Vergangenheit** durch eine Infrarotstrahlung, vornehmlich im Strahlenbereichsumfang : **C,** eine sehr große Bedeutung, und

- in der GEGENWART ist diese große Bedeutung durch eine technologische NEUERUNGSGESTALTUNG mit einem höheren Genussumfang höchsteinwirkend anwendbar geprüft worden,

  durch eine Infrarotstrahleneinwirkung: **B** und **C**, mit der Feststellung keiner Steigerbarfähigkeit durch physikalische Vorgaben nach den WHO Gesundheitsanwendungsrichtlinien, und

- in der **Zukunft** kann es technologisch und medizinisch in einem hochwirkenden Naturanwendungsbereich nicht anders sein !

Nehmen wir die Heileinwirkungen von Wärmeeinwirkungen von Infrarotstrahlen für alle:

- **Körperzellen und**
- **Körperorgane** wohlwollend an, nämlich durch das älteste Heilmittel der Welt durch eine Wärmeeinwirkung der Sonneneinwirkungsstrahlen in gespeicherter Energieform durch eine Scheitholzanwendung als Energiequelle, in Verbindung mit einem hohen Kostennutzenfaktor für eine Verbesserung der menschlichen
- Gesundheitserhaltung und nach Bedarf auch für eine mögliche selbstanwendbare
- Gesundheitsheilung, ohne Beiziehung von Fachexperten zur Verbesserung von verschiedenen kleinen und größeren Krankheitsbeeinträchtigungen durch eine Gesundheitswärmeanwendung im **PUR - NATUR und UR - NATUR** Wärmewohlfühlbereich.
- Außerdem ist eine Verbesserung der menschlichen Gesundheit möglich durch ein **KÖRPERSCHWITZEN,** über die menschliche Hautoberfläche mit Infrarotstrahlen im Gesamtumfangsbereich: **B** und **C**, über die „3." Entgiftungsebene neben der Leber und der Niere.

In einer allgemeinen **WERTEORIENTIERUNG** sollte gelten:

… dass in einem gesunden Körper auch ein gesunder Geist wohnen möge …

NACHWORT

Alle verfügten und erfolgten gesundheitlichen Einzelentscheidungen in der gesamten Lebensvergangenheit des einzelnen Menschen haben gesundheitliche Spuren im menschlichen ISTZUSTAND in der Gegenwart mehr oder weniger hinterlassen im:

- KÖRPER, im
- GEIST und in der
- SEELE, ganz gleich ob diese bewusst oder unbewusst erfolgten.
  Aus diesem Grunde wirken die gesundheitlichen Einzelentscheidungen in der Gegenwart und Zukunft erheblich, sowie richtungsentscheidend und

  umfassend ein, in einem
  realen IST - GESUNDHEITSZUSTAND.

Wir können selbst sehr viel mitbestimmen durch die Nutzung von Anwendungsgesundheitswissen für eine hohe Lebens - und Gesundheitsqualität durch die Anwendung unseres Hausverstandes und der Nutzungsanwendung von **neuen** geprüften und brauchbaren sowie tauglichen IDEEN für eine verbesserte anwendbare Gesundheitserhaltung durch Gesundheitserhaltungsmaßnahmen, den:

... wer zu spät kommt, und nicht handelt zum richtigen Zeitpunkt, der wird bestraft durch mögliche Krankheitseinwirkungen und verliert seine Gesundheit mit allen nachfolgenden negativen Lebensbedingungen.

Im Gesundheitsbereich wirken vorbeugend und bestimmend im Normalfall zweifellos erstrangig die Vorgaben und Vorbildwirkungen unserer Eltern ein,
und bestimmen in der weiteren Zeitfolge unsere Berufsausbildungen und letztlich unsern Berufserfolg durch unsere Handlungen im

Kurzzeitdenken und Langzeitdenken in Verbindung einer angestrebten Erhaltung unserer Gesundheit !

Die Erhaltung der menschlichen Gesundheit wird geprägt und gefördert durch ein freudvolles und positives DENKEN in allen Lebensbelangen und wirkt uneingeschränkt ein im Einklang einer Einbindung mit einem

- **Hausverstand**, als auch von
- **Bildungswissen** im gesamtwirkenden Umfangsbereich durch einen Hochgenuss einer erlebbaren positiven Lebensqualität und beglückt außerordentlich den einzelnen Menschen mit einem Hochgefühl durch einer Einbeziehung einer beglückenden **RECHTSCHAFFENHEIT.**

Ein alles WOLLEN ohne beigesteuerten eigenen positiven Leistungseinbringungen von
IDEEN und WÜNSCHEN
endet oftmals in CASINO - MENTALITÄT in Aussichtslosigkeit in CHAOS – PUR
mit einen wüsten Durcheinander und einer Auflösung der menschlichen Ordnung, weil eine mathematische und physikalische Ordnungstheorie mit einem verbundenen Glauben an das übergeordnete **GANZE** fehlt und eine chaotische Systemordnung die bestehende festgefügte kulturelle Gesamtordnung zerstört und letztlich ein WIRRKOPF,
als sprunghafter und gespaltener Mensch übrig bleibt mit einer Selbstbestrafung für SICH selbst,
und allen mitbetroffenen MITMENSCHEN.

Diese negative Gesundheitslage kann wissenschaftlich ausgeschaltet werden mit positiven Gesundheitserhaltungsmaßnahmen, indem die verursachenden Krankheitsangriffe durch Krankheitserreger aller Art im Vorfeld rechtzeitig, und vollständig oftmals restlos ausgeschaltet werden können, bevor Ein - und Auswirkungen stattfinden können durch eine Erkennung und Aufklärung mit erforderlichen nachfolgenden angedachten Gegenmaßnahmen und Gegenangriffen, beispielsweise mit Erfolg versprechenden und vorsorglich anwendbaren Infrarotstrahlen im gesamten Dunkelstrahlungsbereich: **B** und **C** einwirkend mit einer Sechsfachwirkungsfolge in PUR - NATUR und UR - NATUR... in der Erkennung und Wirkung der Naturheileinwirkungskräfte im Bereich der Gesundheitserhaltung der natürlichen Intelligenz des menschlichen Gehirnes und in der Verbindung mit allen Körperzellen im Lebensbereich der Naturwirkungskräfte im Gesamtumfang.

Zweifelsfrei steht fest, die menschliche **GESUNDHEIT** ist:

- erstrangig verbunden mit einem höchstrangigen Lebensglück, welches erreichbar ist,

durch eine SELBSTTHERAPIE, in einem geordneten und mitbestimmenden erlebbaren und naturbedingten Umfang.

Der einzelne Mensch ist mit umsetzbaren IDEEN der wahre **GESTALTER** seiner Willensvorstellungen in allen Bereichsebenen der wirkenden Gesundheitserhaltung und kann durch eine

aktive oder passive
Handlungsweise umfassend seine eigene Gesundheit im großen Umfang ausrichten und mitgestalten.

Hierzu ist ein aufrechter und positiver Wille mit einem wirkenden Hoffnungserfolg durch eine geordnete

- Kraftenergie mit der Einbeziehung von
- Gesundheitsvorsorgemaßnahmen zielführend erforderlich und mit harmonischen
- Verbindungsebenen und wirkt in der TAT mit einer Verbundwirkung im Bereich eines MITEINANDER und sollte ausgewogen sein und verbindend einwirken in einer erreichbaren Verbundenheit einer RECHTSCHAFFENHEIT eines möglichen:

ICH - Gesundheitsaufbaues und in weiterer Folge in einer
DU - Einbindung gestaltet werden und letztlich in einer wohleinwirkenden
WIR - Gesundheitsgestaltung verbindlich **ganzheitsbezogen** enden in einem aufrechten, erlebbaren Familienverband.

Das angestrebte Ziel sollte immer sein, eine Glückserfüllung zu erleben durch ein menschliches ausgewogenes

WOHLWOLLEN in **Rechtschaffenheit** zueinander, damit im Einklang mit einer positiven Lebensbeglückung durch ein

MITEINANDER die menschliche Gesundheit gesteigert und beglückend erlebt werden kann.

Diese hohe Zielausrichtung ist OHNE Gesundheit geistig und körperlich nicht erreichbar und erfordert immer eine SELBSTHILFEUNTERSTÜTZUNG mit selbstgestalteter Selbsttherapie in Verbindung mit harmonischen Verbindungsbrücken zu unseren nächsten **MITMENSCHEN** in ausgewogener Rechtschaffenheit in allen erlebbaren Lebensbereichsebenen.

Zielführend ist ein Ganzheitsbezug eines ICH, verbunden mit einem DU, für ein umfassendes WIR von großer lebenswirkender Zielausrichtung für eine Erhaltung der menschlichen Gesundheit.

Abschließend

will ich allen MITGESTALTERN und MITHELFERN verbindlich

danken

in der Erkennung der vorgegebenen Ausgangslage, einer möglichen großen Verbesserung der menschlichen Gesundheitserhaltung, durch eine Umsetzung der Entwurfsplanung einer Musterausführung eines neuen Anwendungssystemes einer

WÄRMEKAMMER, System: **STAHLGRUNDOFEN**,
nach Ing. Franz TEIZER, mit einer Sechsfachwirkungsfolge, ohne gesundheitsschädlichen

Nebeneinwirkungen und daher anwendungsfähig ist für eine menschliche Gesundheitsverbesserung mit Infrarotstrahleneinwirkungen nach den Gesundheitsvorgaben der WHO.

Diesen besonderen verbindlichen Dank entbiete ich allen Mitgestaltern für die Erstellung und Prüfung im Bereich der erforderlichen Grundlagen für eine Anwendungsumsetzung, der WÄRMEKAMMER, System: STAHLGRUNDOFEN in allen Bereichen des

- RECHTES, der
- TECHNOLOGIE und der
- MEDIZIN.

Die **Musterausführung** in Form einer Erstgestaltung einer WÄRMEKAMMER, System: STAHLGRUNDOFEN umfasst den technologischen Anwendungsbereich einer Erstellung von Lösungsansätzen mit einer positiven Denkweise, in einer verbindlichen Erforschung und einer Entwicklungsorientierung einer brauchbaren Anwendungsnutzung für eine höherwertige Gesundheitserhaltung des Menschen durch die Anwendung des natürlichen Hausverstandes für eine lösungsorientierte Grundsatzentscheidung im Bereich der WÄRMEENERGIEANWENDUNG zur Verbesserung der Gesundheitserhaltung des Menschen.

Für diese grundlegenden und wissenschaftlichen Anwendungsnutzungen in einem ganzheitlichen Gesundheitsumfang entbiete ich meinem

größtmöglichen DANK

in der Ausübung einer objektiven Beweiswürdigung der gegenständlichen sachlichen und unabhängigen Wahrnehmung einer positiven Gesundheitserhaltungsbeurteilung aller Mitgestalter OHNE VORURTEILE für eine anwendungsfähige WÄRMEKAMMER, System: STAHLGRUNDOFEN.

Mögliche Verbesserungen werden gerne angenommen zum **NUTZEN** aller künftigen ANWENDER mit Infrarotstrahlen: **B** und **C**, in den eigenen vier Wänden, damit ein hoher Kostennutzenfaktor nicht nur erhalten werden kann, sondern gegebenenfalls noch verbessert werden kann.

Dieser bekundete und verbindliche DANK entbiete ich für die bisherige Umsetzung und Anwendung durch wissenschaftliche Prüfungen im Gesamtbereich von Infrarotstrahlungen: **B** und **C**, für eine weltweite Gesundheitsanwendung zwecks einer wirkenden Gesundheitserhaltung im Aufbau,
und einer Erhaltung von gesunden Körperzellen und Körperorganen durch eine Gesundheitsvorsorge mit natürlichen Gesundheitsanwendungen im Bereich: PUR - NATUR und UR - NATUR, ohne Nebenwirkungen in der großen Zieleinwirkung gegen menschliche Krankheitsleiden die zweifellos verringert werden können oder ganzheitlich durch eine Heilung bestwirkend in SELBSTHILFE mit Infrarotstrahlen: **B** und **C,** anwendungsfähig ausgeschaltet werden können, im gesamten Bereichsumfang des Rechtes, der Technologie und der Medizin.

Jede wirkende und geprüfte
GESUNDHEITSVERBESSERUNG dient
dem MENSCHEN … zur Erhaltung der
GESUNDHEIT als höchstes erlebbares
friedvolles **Lebensglück …**

Eine zielführende **SELBSTHILFE** mit einer Einbringung von Eigenleistungen im Bereich eines

ICH, eines
DU, und eines
WIR …

ist eine wirkende ZIELAUSRICHTUNG für einen gesunden Körperaufbau und einer erstrebenswerten hochrangigen

GEISTESHALTUNG, für eine höchstmögliche und natürliche Gesundheitserhaltung.

Damit dieses hohe Ziel erreicht werden kann in einer hohen Zukunftswerteausrichtung ist eine Verbundenheit mit einem MITEINANDER immer anzustreben, damit Gesundheitserhaltungen empfindsam wirken können in einem

ICH,
DU und
WIR !!!

ALLGEMEINE LITERATUR HINWEISE

1) LEDWINA Wilhelm.
Angewandte Bioklimatologie mit modernen naturnahen Heilmethoden. HEIDELBERG, HAUG-VERLAG, ISBN 3776005505, **1981.**

2) BECKERT/MECHEL/LAMBRECHT.
Gesundes Wohnen. Wechselbeziehungen zwischen MENSCH und gebauter UMWELT, DÜSSELDORF, BETON-VERLAG, ISBN 3764002190, **1986**.

3) Anerkennung der NADELAKUPUNKTUR – BEHANDLUNG als wissenschaftlich anerkannte HEILMETHODE. REPUBLIK ÖSTERREICH, BUNDESKANZLERAMT, GZ.: 2 0.030/11/- VI/A/3/87, **1987.**

4) Die Wirkungen künstlich erzeugter INFRAROTSTRAHLUNG auf den MENSCHEN, HUMBOLT – UNIVERSITÄT BERLIN, Prof. Dr. med. H. MEFFERT, Hautklinik, BIBLIOGRAFIE, ISBN 0340-2541, **2002.**

5) ULMER Günther.
Heizen wie die SONNE mit Infrarot-Wellen-Strahlung.
TUNINGEN, ISBN 3932346548, **1986 und 2005.**

6) INFORMATION IM FACHBEREICH LASER und optische STRAHLUNG.
SEIBERSDORF RESEACH, AUSTRIAN – RESEACH CENTER, **2006.**

7) Der KACHELOFEN als WOHLFÜHLFAKTOR fördert die GESUNDHEIT, sowie die unterschiedlichen Wirkungen des RAUMKLIMAS von KACHELÖFEN bzw. RADIATOR - beheizten RÄUMEN auf die KREISLAUFREGULATION des Menschen, als auch die Einwirkung der KACHELOFENWÄRME bei Fingerpolyarthrosen mit klinischen Ergebnissen, ASS. Prof. Dr. Klaus MACHOLD, Dr. Tanja STAMM, Prof. Dr. Josef SMOLEN. ÖSTEREICHISCHER KACHELOFENVERBAND, DESSANOWSKY WEG 8, 1220 WIEN, FORSCHUNG und INNOVATION.
Anmerkung :
Die KACHELOFENWÄRME ist physisch und psychisch signifikant zur Entspannung in der WOHLFÜHLUNG, und besser wirkend als RADIATORWÄRME...
Durch die Anwendung neuer Verfahren und Techniken, ÖKO – ENERGIE-HEFT : 69, 70, **2008.**

8.) Prof. Dr. med . Wolfgang SCHMIDT, GREIFSWALD, Facharzt für Radiologie, Naturheilverfahren, SCHWITZEN sie sich gesund ... **2008.**

9.) Forschungsprojekt: Beispielhafte Vergleichsmessung zwischen Infrarotstrahlungsheizungen und Gasheizungen im Altbaubereich , Dr. – Ing. Peter KOSAK, TU-KAISERSLAUTERN, Forschungsprojekt: beispielhafte Vergleichsmessung zwischen Infrarotstrahlungsheizungen und Gasheizungen im Altbaubereich, **2009.**

10.) Luis SCHWARZENBERGER.
Infrarot – eine neue Perspektive in der Gesundheitsvorsorge, ISBN 978370880407, **2011.**

DOKUMENTATION VON WISSENSCHAFTLICHEN ERKENNTNISSEN IM BEREICH DES RECHTES, DER TECHNOLOGIE UND DER MEDIZIN mit einem Bezug zu einer WÄRMEKAMMER, System: STAHLGRUNDOFEN, mit einer Sechsfachwirkungsfolge, nach System: Ing. Franz TEIZER, für eine Gesundheitsvorsorge und Gesundheitserhaltung

Eine Dokumentation von wissenschaftlichen Erkenntnissen im Bereich des Rechtes, der Technologie und der Medizin, mit einem Bezug zu einer WÄRMEKAMMER, System: STAHLGRUNDOFEN mit einer Sechsfachwirkungsfolge, nach System: Ing. Franz TEIZER für eine Gesundheitsvorsorge und Gesundheitserhaltung umfasst insbesondere eine Auflistung in nachfolgender Reihenfolge:

1.) Ao. UNI-Prof. Dr. W. MARKTL, UNI-WIEN,
Physiologisches Gutachten betreffend gesundheitliche Aspekte eines von Herrn Ing. Franz TEIZER, konzipierten TEPIDARIUM, **2009.**

2,) Dr.med. Otto MECKEL, GRAZ
TEPIDARIUM - WÄRMEKAMMER, ein Weg zu sich selbst, **2010.**

3.) Strahlungsmessungen am Stahlgrundofen in WIENER HERBERG, 2435 EBERGASSING, Ing. Franz TEIZER, durch SEIBERSDORF - LABORATORIS, NIEDERÖSTERREICH, **2014.**

4.) Ao. Prof. Dr. W. MÜLLER, UNI-GRAZ.
GUTACHTEN - STAHLGRUNDOFEN, mit einer positiven ANWENDUNGSFESTSTELLUNG, nach System: Ing. Franz TEIZER, **2014.**

5.) Feststellungen des Bundesministerium für ein lebenswertes Österreich, Energie und Wirtschaftspolitik, BM LFUW- UW.1.4.16/005-I/2/2015, betreffend einer ERGEBNISFESTSTELLUNG über eine Weiterentwicklung der KACHELOFENTECHNOLOGIE mit beeindruckenden Wirkungen im Bereich: **energetischer Lösung**, Komfort, Ästhetik, Wohlbefinden und Behaglichkeit,
nach Ing. Franz TEIZER, NIEDERÖSTERREICH, **2015.**